SHODENSHA
SHINSHO

本当は怖い肩こり

遠藤健司
三原久範

祥伝社新書

まえがき

本書を執筆したふたりは、ともに整形外科医です。五〇代前半の私たちは、かなり多くの患者さんたちに接してきた経験と、自分たち自身の身体にも患者さんと共感できる症状を持ち合わせている世代です。

肩こりもそのひとつですが、身近な症状のわりに確実な対処法を見つけるのが難しい症候群と言えます。私たちが専門とする整形外科には、さまざまな症状を持った患者さんが訪れますが、そんな患者さんたちに「肩こりありますか?」と問いかけると、「もうパンパンです!」とか「石のように、こっています」といった答えが返ってくることがほとんどです。

厚生労働省が毎年発表している国民生活基礎調査で、肩こりの有訴率は女性で第一位、男性でも第二位に位置しており、「肩こりは国民病」と言っても過言ではありません。しかしながら、肩こりは病気とは捉えられていないため、肩こりだけで病院を受診したり、仕事を休みたいと上司にお願いする人はまずいないでしょう。友人や家族に訴えても、「私なんかもっとひどいよ」と相手にしてもらえないのが普通です。そのために、自分で抱え込んでしまっている人も多いのが実情です。

では、肩こりはみんなが持っているのだから我慢すべき症状なのでしょうか？　そんなはずはありません。肩こりは私たちの日々の暮らしを憂鬱《ゆううつ》にし、心までも蝕《むしば》みかねません。多くの人が何とかしたいと思っているはずです。この本に目が留《と》まったあなたも、そんなおひとりなのではないでしょうか？

では、肩こりはどうして簡単に解決できないのでしょう。それは肩こりには多くの要因が関わっていて、実にさまざまなタイプがあるからです。よく、十人十色と言いますが、肩こりは千人千様、すなわち千人には千通りの肩こりがあると言えるのです。

ですから、テレビや雑誌で紹介されるような通り一遍《いっぺん》の対処法は、自分には効《き》かないことが多いのです。つまり肩こり対策の第一歩として、自分の肩こりの正体を見極めることが重要です。

本書では、肩こりの要因を大きく五つに分けて解説しています。これらの要因は単独でも肩こりを生じ得ますが、実際には複数の要因が相互に関わって症状を重篤《じゆうとく》にしています。千人千様の肩こりの要因ひとつひとつについてくわしく解説し、みなさんの肩こりを自己診断できる参考書になればと考えています。

そして、その要因を取り除いたり軽くしたりする方策についても、分かりやすく、そして実践しやすいものを紹介しています。要因に応じた適切な対処法を実践できれば、肩こりは確実に改善します。

しかし、最初から肩こりゼロを目指すのではなく、まずは症状の半減を目指しましょう。本書を読み進むにしたがって、それが決して難しいものではないことを実感していただけると信じています。

二〇一五年七月

三原《みはら》久範《ひさのり》
遠藤《えんどう》健司《けんじ》

目次

目　次

序章
「たかが肩こり」では、すまされない
――知らないと大変！　肩こりの裏に隠れた病気

「肩こりはよくならない」と思っていませんか？

最近、肩こりがひどくて……。

まるで分厚い鉄板でも張り付いているみたいに、いつもガチガチ、バリバリ。

じっとしているだけで、ズキズキ痛いし、重苦しい。

肩や首を動かすと、ゴキッ、バキッと嫌な音がする。

ふと気づくと、いつも肩に手をやり、押したり、揉《も》んだりしている。

このつらい肩こり、何とかならないだろうか――。

オフィスでパソコン仕事をする人、手に重いカバンや販促品などを下げて営業に駆《か》けずり回る人、育児や家事に忙しい人……。肩こりに悩む人はたくさんいます。

このことはデータが証明しています。病気やケガなどで痛みなどの自覚症状がある人を「有訴者」、人口一〇〇〇人当たりの有訴者の割合を「有訴者率」といいますが、性別にみた有訴者率の上位五症状のうち、**女性では一位、男性では二位に肩こりがあげられているのです**（図表1）。

[図表1] 男女別、有訴者率上位5症状

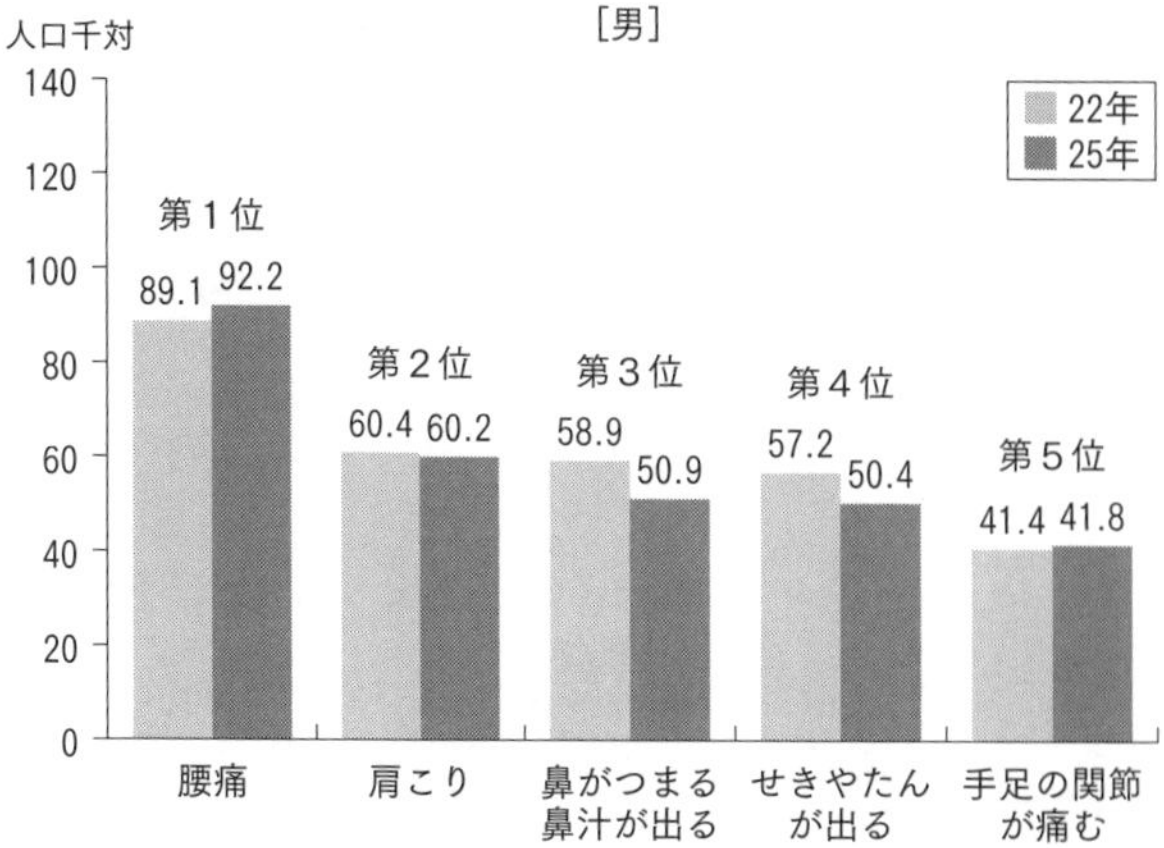

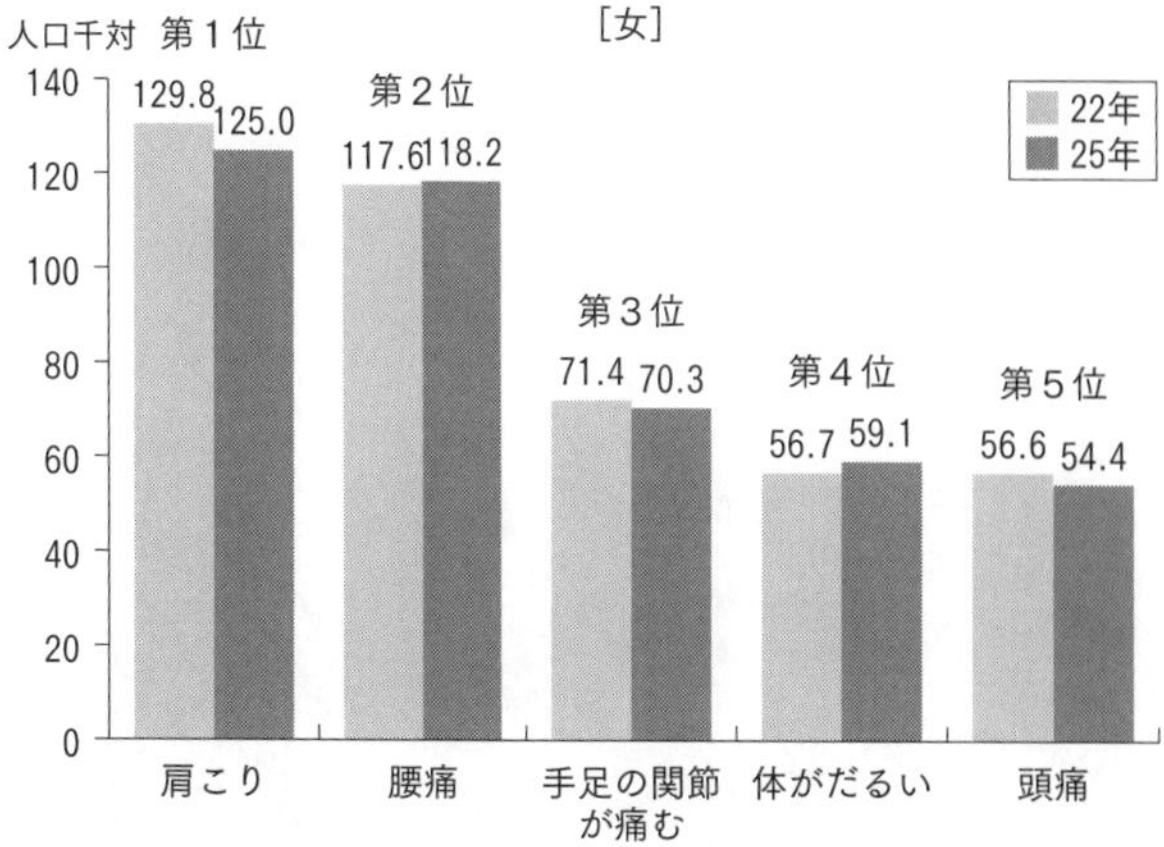

注：有訴者には入院者は含まないが、分母となる世帯人員には入院者を含む。

厚生労働省「平成25年　国民生活基礎調査」

肩こりの有訴者率は、年齢層に関係なく男性より女性のほうが一・五〜二倍多く、総数ではちょうど二倍（男六〇・二／女性一二五・〇）という結果になっています。

男女ともに年齢が上がるほど肩こりを訴える人は増え、女性の場合は特にその傾向が顕著です。また女性の場合は、男性と違って一〇代から肩こりが増え始めるのも特徴です。

ちなみに男性の一位と女性の二位は腰痛ですから、肩こりはこの国の多くの人たちにとって腰痛とならぶ気の重い悩みの種であり、国民病といってもいいでしょう。

それほど肩こりに悩む人は多い。そしてみなさん異口同音におっしゃいます。

「マッサージに通ったり、湿布をしたり、肩こり用のグッズを使ったり……、肩こりに効くといわれることをあれこれやってはみるのだけれど、なかなかよくならない。そのときは肩が軽くなったような気がしてもすぐにまたこってくる。その繰り返しで、嫌になる」

その経験からでしょう。

「肩こりはよくならない。だましだまし付き合っていくしかない」

そんなふうに、あきらめてしまっている方も少なくないようです。

ひょっとして、この本を手に取ったあなたもそうなのではありませんか？

でも、あきらめる必要はまったくありません。

肩こりは、原因を正しく理解し、きちんと対処しさえすれば、ほとんどの場合、よくなるし、改善が可能だからです。

ただしそれには、肩こりの正しい理解が不可欠です。肩こりに効くといわれることをいろいろやってもなかなかよくならないのは、肩こりの理解が不十分で、原因に対して正しく効果的なアプローチができていないからです。**努力の方向性が間違っているのです。**

ですから、肩こりを治そうと思ったら、まずはその正体をきちんと把握することです。そうすれば、自ずと対策も見えてきます。

あなたが知らない、意外な肩こりの症状

肩こりを理解するために、みなさんにまず知っていただきたいことは、肩がこると

どんな症状が現われるのか、という点です。これは肩こり解消のためにとても大事なことです。

というのも、肩こりの症状は実にさまざまで、人によっても感じ方が異なるため、実際は肩こりの症状なのにそうと気づかずにいる人が少なくないからです。

一般的に肩こりには、次の五つの代表的な症状があります。

①首から肩、背中にかけての重圧感、不快感、軽い痛み、こり感
②頭痛
③便秘・下痢、食欲低下、吐き気、眼精疲労、めまい、のどのつまる感じ、胸の締め付けなどの自律神経症状
④手や腕のしびれや冷え
⑤感情の不安定、不眠、記憶力や集中力の低下

みなさんが肩こりという場合、いちばん多い症状は、おそらく①の「首から肩、背

中にかけての重圧感、不快感、軽い痛み、こり感」でしょう。

これこそが肩こりの主症状であり、みなさんがよく口にする「パンパン、ガチガチ、ゴリゴリ」などという肩こりの様子も、その多くはこれらの症状をさしているはずです。

しかし肩こりの症状は、これだけではありません。ほかにもたくさんあります。

②の頭痛は、**なかでも多くの方を悩ませている症状の一つ**です。痛むのはたいてい後頭部です。肩がこると後頭部などの筋肉がぎゅっと収縮して、後頭部の感覚を支配している神経を圧迫するためです。徐々に痛みが増し、しばしば慢性の経過をたどります。

肩こりではよくある症状ですが、なかにはそうと知らない（気づかない）人もいます。実際、「何か悪い病気でもあるのではないか」と病院にかかり、初めて頭痛の原因が肩こりと知った、という方もいます。肩こりと頭痛の関係を知らない方は、意外と少なくないのです。

もっとやっかいなのは、③の「便秘・下痢、食欲低下、吐き気、眼精疲労、めまい、のどのつまる感じ、胸の締め付けなどの自律神経症状」、④の「手や腕のしびれや冷え」、⑤の「感情の不安定、不眠、記憶力や集中力の低下」などです。

「えーっ、肩こりでこんな症状も出るの⁉」

そう思われた方も多いのではないでしょうか。確かにこれらのなかには、一見すると肩こりと関係があるようには思えないものが少なからず含まれます。

しかし、これらもまた典型的な肩こりの症状であって、実は多くの方がそうと知らないまま（気づかないまま）、悩み、つらい思いをしている可能性があるのです。

たとえば、めまいといえば、普通、目が回るようなくらくらした感覚をいいますが、肩こりで起こるめまいは、浮遊感にも似た「ふわふわする感じ」が特徴で、多くの方がめまいというより、立ちくらみと考えがちです。肩こりが原因とはなかなか思わない。

肩こりとの関係に気づき、きちんと肩こりを治せば、自然とめまいも消えますが、そうと気づかず放っておけば、いつまでたってもめまいに悩まされることになります。

[図表2] 肩こりにともなう諸症状

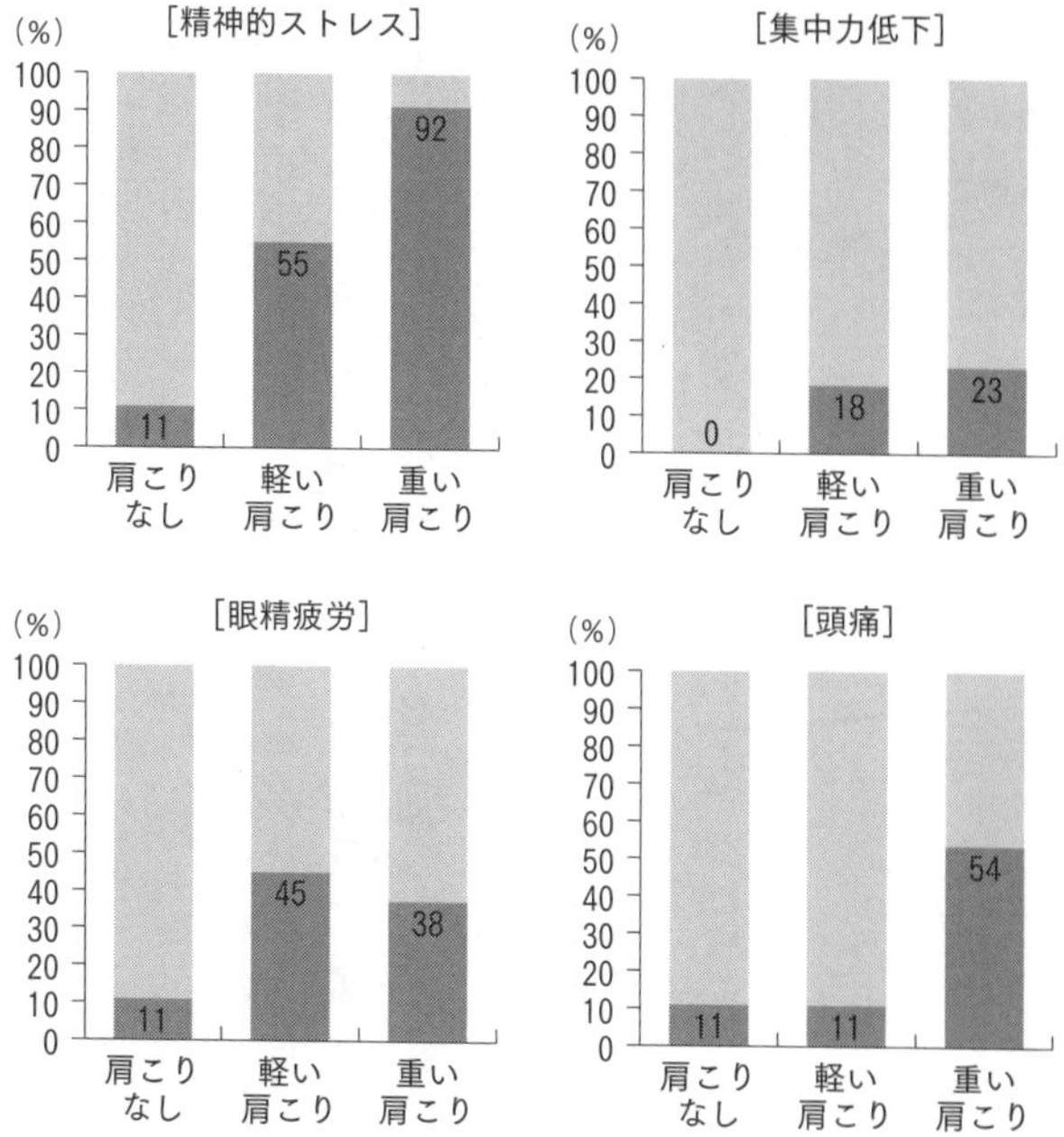

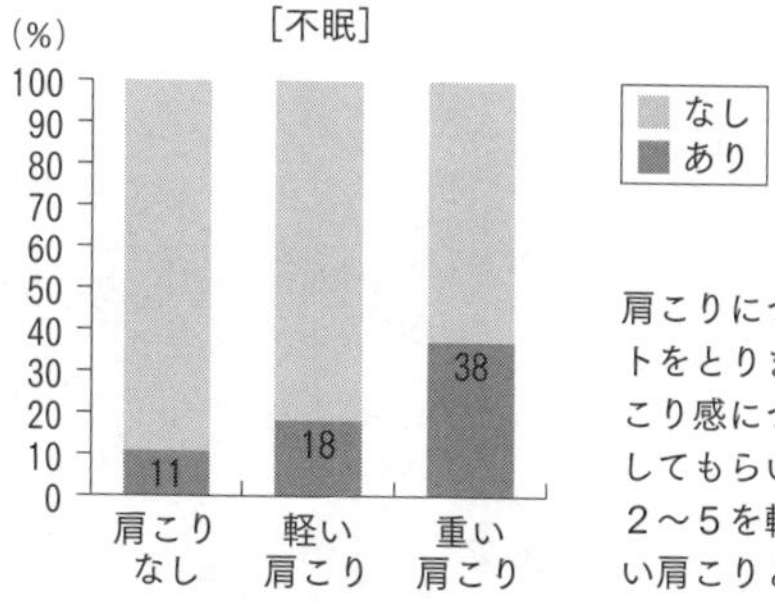

肩こりについて、34人にアンケートをとりました。
こり感について、0から10で回答してもらい、0～1を肩こりなし、2～5を軽い肩こり、6～10を重い肩こりと分類しています。

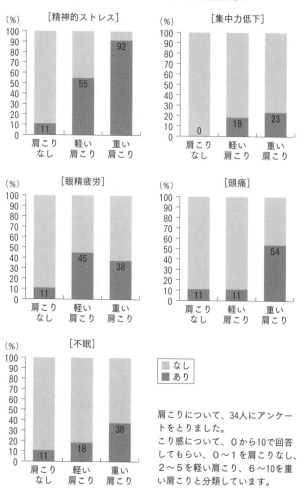

さらにいえば、これらの症状のなかには、あとで述べるように、**ガンなどの「怖い肩こり」**が原因になっているものもあり、放置すれば、それこそ命の危険すらあります。肩こりというと、「別に命にかかわるわけでもないし」などといって、とかく軽視しがちですが、実際はそうではなく、命にかかわる怖い肩こりもあるのです。

だからこそ、肩こりの症状を正しく理解する必要があるわけです。

図表2（21ページ）は肩こりにともなう典型的な症状のいくつかについてのアンケート結果ですが、ほとんどのケースで肩こりが重くなるほど、これらの症状を感じる人の割合も増えていることがわかります。

では、肩こりになるとなぜこれらの症状が現われるのでしょうか。

くわしくは第1章でお話しするとして、次に肩こりの仕組み、メカニズムについて簡単に見てみることにしましょう。

肩こりの仕組み

夏目《なつめ》漱石《そうせき》の小説『門』にこんなくだりがあります。

「『もう少し後《うしろ》の方』と御米《およね》が訴えるように云った。宗助《そうすけ》の手が御米の思う所へ落ちつくまでには、二度も三度もそこここと位置を易《か》えなければならなかった。指で圧《お》してみると、頸《くび》と肩の継目の少し背中へ寄った局部が、石のように凝《こ》っていた。御米は男の力いっぱいにそれを抑えてくれと頼んだ」（『夏目漱石全集6』ちくま文庫）

「肩がこる」という言葉は、漱石のこの小説から広まったとする説があるそうです。真偽のほどは研究者ではないので定《さだ》かでありませんが、漱石のこの一文はいかにも作家らしい感性、観察眼でつらい肩こりのありようを的確かつ簡潔に描写しています。

この場面、妻の御米は、石のようにこった首の付け根のあたりを、「男の力いっぱいに抑えてくれ」と夫の宗助に頼みます。肩がこると多くの方が押したり、揉んだり、叩いたりしますが、まさにそれで、御米は力任せに思い切りやってくれと頼んだわけです。

結論からいいますが、これは、肩こりの治療ではやってはいけないことです。かえって肩こりを悪化させてしまう恐れがあるからです。

なぜでしょう?

答えは肩こりの仕組みのなかになります。

肩こりとは一般に、漱石が活写したように「首の後ろから肩、背中にかけての筋肉のこり感(張り感、こわばり感)を主体とした不快感の症候群」と定義できます。ここでいう不快感の症候群とは、前述の典型的な五つの症状と考えていただいてけっこうです。

さて問題は、そもそもなぜ肩はこるのか、肩がこるとなぜそのような病態が発生するのか、です。

カギを握るのは、筋肉です。筋肉は非常に細い筋線維《きんせんい》が数百とか数千という単位でまとまった組織で、これが筋膜《きんまく》という組織でまるごとおおわれています。

肩こりに関係する筋肉はいろいろありますが、なかでも首の後ろから肩、背中を幅広くカバーしている僧帽筋《そうぼうきん》という筋肉がその中心であり、主役です。

筋肉というのは、もともと適度に動かし、使っていれば、柔らかく弾力性に富み、しなやかに伸び縮みできるようにできています。

しかし、あとで述べるように、さまざまな理由からその弾力性が失われてしまうことがあります。たとえば、パソコンやスマートフォン、車の運転などでずっと同じ姿勢や悪い姿勢、無理な姿勢などを続けると、筋肉はひどい緊張を強《し》いられ、硬《かた》くこわばってきてしまうのです。同じことは糖尿病などの持病や運動不足、ストレスなどでも起こります。

すると筋肉の内圧が上がり、筋肉のなかを走っている血管がぎゅっと圧迫されて、血液の流れが悪くなってしまいます。血行障害が起きるわけです。

その結果、筋肉に行くはずの酸素や栄養分が不足したり、筋肉が疲労すると生まれる乳酸やリン酸、あるいは特殊なタンパクなどの疲労物質（老廃物）が排出されず、筋肉に蓄積されるようになります。

これらの疲労物質は、筋肉やその周辺の末梢神経を刺激し、痛みや張りや重苦しさなどのさまざまな不快な症状を引き起こします。

こうなると、筋肉はますます緊張し、硬くこわばっていきます。このためさらに内圧が高まり血行が悪化し、乳酸などの疲労物質がたまる悪循環に陥《おちい》ってしまいます。

これが「こり」の正体であり、基本的なメカニズムです。

では、なぜ首から肩の筋肉ばかりこるのか？　最大の理由は頭の重さを支えている主要な筋肉が後頸部《こうけいぶ》から肩甲骨《けんこうこつ》にかけて分布しているためです。その**最大の担い手が僧帽筋**です。

肩こりとは、先に述べた筋肉のこりの悪循環が僧帽筋を中心に生じることにより、さまざまな不快な症状を引き起こしているわけです。

一連の流れを整理すると、こうなります（図表3）。

①さまざまな理由（同じ姿勢を続けるなど）から筋肉が緊張し、硬くこわばる
②筋肉のなかの血管が圧迫されて血行障害が起きる
③酸素や栄養分が不足し、乳酸などの疲労物質が筋肉にたまる
④疲労物質や痛み物質が末梢神経を刺激し、痛みや張りなどの不快な症状を引き起こす

[図表3] 肩こりのメカニズム

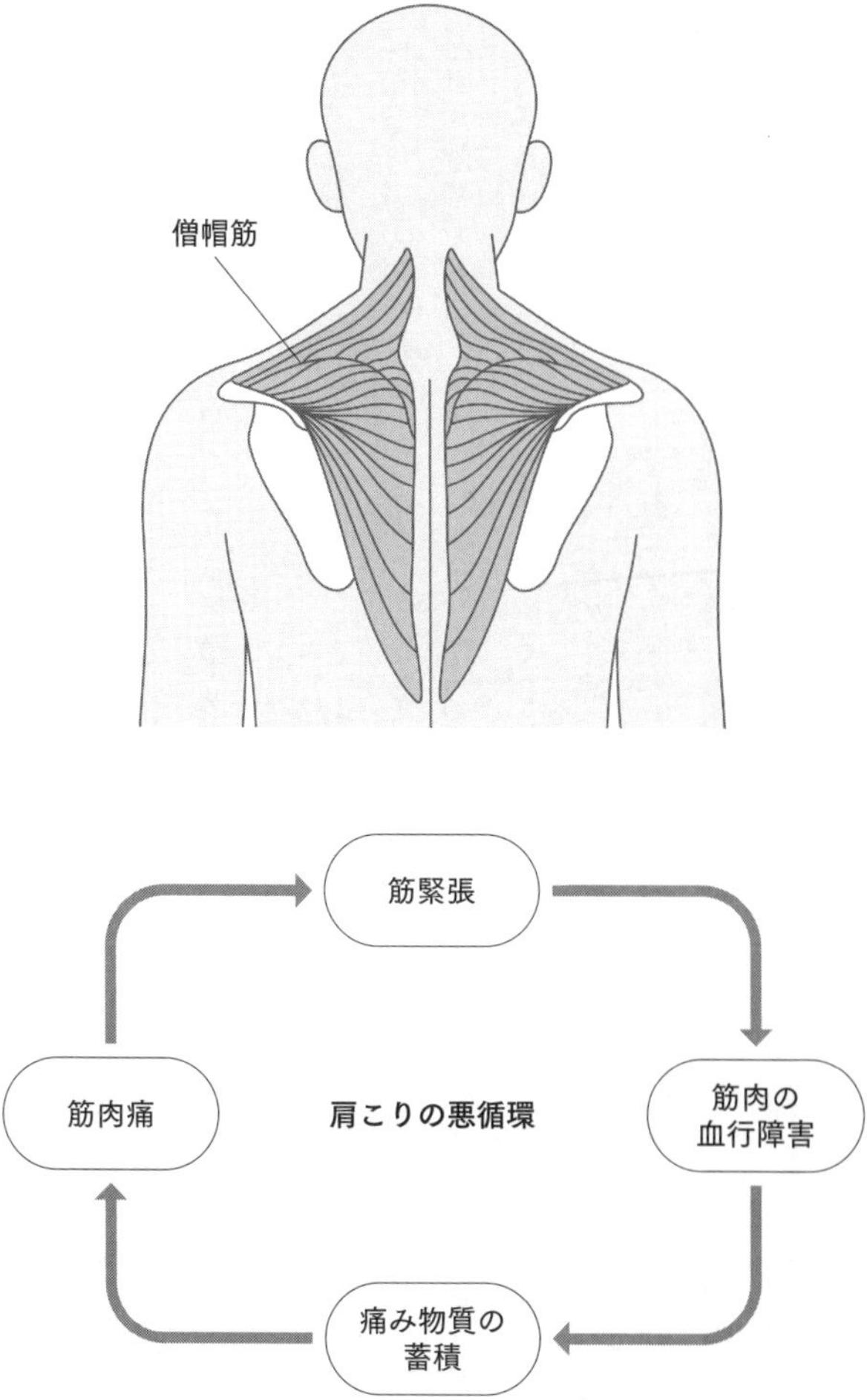

「強く押す、揉む、叩く」はなぜタブーなのか？

さて、先ほどの答えです。

肩がこっているときは、僧帽筋などが緊張し、硬くこわばっています。このため筋肉の内圧の上昇から血行不良が生じ、乳酸などがたまって筋肉にダメージを与えています。

このように筋肉が病的な状態にあるとき、患部に強い圧力を加え、思い切り押したり、揉んだり、叩いたりしたらどうなるでしょうか。

ただでさえダメージを受けている筋肉は、そうやって強い圧迫を受けると、刺激から身を守ろうとして、さらに緊張し、硬くなります。また、たまっている乳酸などに強く押しつけられるかっこうになるため、痛みやこり感がいっそう増します。

あまり強くやりすぎると、それこそ筋膜が裂《さ》け、筋線維も断裂し、内出血を起こしてしまいます。傷ついた筋肉は、その後、修復再生されますが、そのときは以前より硬い筋肉になります。筋肉が硬くなってしまう、線維化と呼ばれる組織の変性が起きてしまうのです。

このことを知らずに力任せに押したり、揉んだり、叩いたりすると、僧帽筋などの筋肉はますます硬くこわばって、それこそガチガチ、バリバリになってしまいます。こうなると血行不良の悪循環で、いつまでたっても肩こりはよくなりません。

肩こりに悩む方でマッサージに通っている方は多いと思います。それも「思い切り揉んでくれる系」のマッサージを好まれる方が少なくありません。「そのほうがこりがほぐれる気がするから」とはよく聞く話ですが、実際はなかなかよくならない。

それは、強く揉むことでかえって筋肉がダメージを受けてしまうからです（これが「揉みかえし」と呼ばれるものです）。

それでもみなさん、「思い切り揉んでくれる系」に繰り返し通うのは、そのときは確かに肩が軽くなったように感じるからです。

なぜでしょうか？

これは乳酸などの疲労物質がたまることで高まっていた筋肉の内圧が、**血流の流れがよくなることで一時的に低下し、緊満感が解放されるからです。**思い切り押したり、揉んだり、叩いてもらったりすると、「痛いけれど気持ちがいい」と感じるのはそのためです。

ですが、だからといって、そんな強すぎるマッサージを繰り返すと、僧帽筋などはますます硬くなって、肩こりは慢性化するばかりです。

だから、肩こりに「強く押す、揉む、叩く」はタブーなのです。

肩こりは五つの要因から起こる

肩こりの基本的な仕組みが、おわかりいただけましたでしょうか。肩こりとは、一言でいえば、首の後ろから肩、背中をカバーしている僧帽筋に生じている病的な状態です。

人の体は、理由もなく痛みなどの不快な症状を発することはありません。そこには必ず何かしら原因があります。不快な症状はそれを知らせる悲鳴であり、SOSのサインです。

ですから肩がこったら、いったい何が原因なのか、その声なきメッセージにしっかり耳を傾けないといけません。

肩こりの場合、その発生にかかわる要因は多岐にわたります。

前述のように同じ姿勢や悪い姿勢などを続けることは、僧帽筋にダメージを与え、肩こりを生じる最大の要因ですが、ほかにも持病や運動不足、ストレスなど僧帽筋にこりを生じる要因はたくさんあります。

私たちはそれらを次の五つのグループに分けてみました。

〔肩こりを引き起こす五つの要因〕
①筋肉由来――筋肉それ自体の問題で起こる肩こり
②骨・関節由来――体を支えている骨組み（姿勢）の問題で起こる肩こり
③神経由来――神経組織が傷《いた》むことで起こる肩こり
④ストレス由来――メンタルが原因で起こる肩こり
⑤重大疾患由来――ガンなどの重い病気で起こる肩こり

これらは単独で肩こりを引き起こすことは稀《まれ》で、多くの場合、複数の要因が互いに影響し合い、複雑にからみあっています。先に示したさまざまな不快な症状はその結果です。

くわしくは第1章でお話ししますが、それぞれの要因について簡単に説明しておきます。

まず①の**「筋肉由来」**ですが、これは筋肉それ自体に問題があるために起こる肩こりをいいます。具体的には糖尿病や心臓病などの持病や、乱れた食生活・生活習慣などによって、疲労物質の乳酸やリン酸がたまりやすい体内環境になっている可能性が指摘できます。

また筋肉や神経の調整に欠かせない、血液中のミネラル分（カルシウム、マグネシウム、ナトリウム、カリウムなど）のバランスが乱れている可能性もあります。電解質異常といわれるもので、筋肉の伸縮がうまくできなくなり、肩こりを起こしやすくなります。足がつるのも同じ理由からで、問題を抱えた筋肉に起こりやすいわけです。

このほか運動不足や老化などによる筋力の低下なども、筋肉疲労から血行不良を招きやすく、肩こりの原因になります。

②の**「骨・関節由来」**は、体を支えている骨組み（姿勢）の問題で起こる肩こりです。加齢や外傷で首の骨（頸椎《けいつい》）が前傾してしまうケース、さらには肩甲骨が本来の位置からズレてしまう肩甲骨の位置異常、鎖骨がV字形ではなく水平に近い状態になってしまう「下がり鎖骨」、生まれつきの体形（たとえばなで肩）などが原因になります。

骨組みにこれらの問題があると、首から肩、背中までをカバーしている僧帽筋などが、常時、引っ張られるなど過重な緊張を強いられます。これが肩こりを引き起こすわけです。

近頃、急増している「ストレートネック」もそうです。首の骨（頸椎）は本来、やや前方にゆるやかにカーブ（彎曲《わんきょく》）しているのですが、これが棒のように直線状になってしまうのがストレートネックです。肩こりや頭痛、めまいなどを引き起こします。

いちばんの原因はやはり姿勢の悪さで、デスクワークやパソコン仕事、スマートフォンの操作などを、背中を丸め、首を前に突き出すようなかっこうで、日常的に長時間にわたって続けることで発症しやすくなると考えられています。

骨・関節由来は、肩こりを引き起こす最大の要因です。姿勢の悪さが原因になることが多いことから「姿勢性の肩こり」ともいいます。

③の**「神経由来」**の肩こり。これは首から肩、背中にかけての神経組織が傷むことで起こる肩こりです。多くの場合、頚椎に守られている脊髄《せきずい》や神経根の異常や、下がり鎖骨によって首から手に行く血管や神経が圧迫される胸郭出口《きょうかくでぐち》症候群などが原因となります。

神経由来の肩こりでは、しばしば手足のしびれや冷えなどをともないます。また脊髄や神経根に異常がある場合などは、手術が必要になることがあります。

④の**「ストレス由来」**は、心、メンタルが原因で起こる肩こりです。人は仕事や人

間関係などで過剰なストレスを受けると、自律神経の働きに乱れが生じ、しばしば心身に不調を来《きた》します。

過度に交感神経が刺激されることで、筋肉が緊張し、血行障害を起こしやすくなったり、刺激に対する感受性が亢進《こうしん》したりします。便秘・下痢、吐き気、眼精疲労、めまい、のどのつまる感じなどの自律神経症状が現われる大きな要因です。

また痛みなどの不快感を過剰に覚えるようになり、一や二の痛みの量を九や一〇に受け取ってしまったり、感情の不安定、不眠、記憶力や集中力の低下のほか、抑うつ状態に悩む方も少なくありません。本格的なうつ病になってしまう人もいます。

肩こりの慢性痛では、しばしばそうしたケースが見られます。

最後に⑤の**「重大疾患由来」**です。ガンなどの重い病気が原因で起こる肩こりで、具体的には頚椎腫瘍《しゅよう》や肺ガン、靭帯骨化《じんたいこつか》、ヘルニア、感染症などが考えられます。

単なる肩こりの痛みだと思ったら、実は乳ガンの転移による背骨の腫瘍だった、などということが実際にあります。肩こりがどんどん悪化したり（たとえば入浴中などリラックスした状態でも痛みがひどくなるケース)、**手足の動きが悪くなったりした場合**(指先が使いづらい、歩きにくいなど)は特に注意が必要です。

早急に手術が必要な場合もありますので、すみやかに整形外科医の診察を受けることをお勧めします。

以上、肩こりを引き起こす五つの要因について簡単にまとめてみました。

これらのうち、①筋肉由来、②骨・関節由来、④ストレス由来の三つは、肩こり全体のおよそ八~九割を占めます。肩こりに悩む方のほとんどは、これらが原因になっていると考えていいと思います。そしてこれらが原因の肩こりは、正しく原因にアプローチすれば、多くの場合、自分で治せますし、**大幅な改善が期待**できます。

一方、③神経由来、⑤重大疾患由来の肩こりについては、手術が必要な場合が多く、基本的に整形外科専門医の診察、治療が不可欠です。誤った自己流の治療は、かえって症状を悪化させたり、下手をすれば命取りになりかねません。

繰り返しになりますが、肩こりがどんどん悪化したり、手足の動きが悪くなったりするようなら、そのまま放っておかないで、必ず整形外科を訪ねるようにしましょう。

あなたの肩こり重症度チェック

肩こりとは何か、さまざまな症状や原因をひも解きながら、その正体、メカニズムについて簡単にお話ししてきました。肩こりがどういうものか、何となくおわかりいただけたのではないでしょうか。

さてそうなると、

「自分の肩こりはいったい何が原因なのか？　それが気になる」

という方もいらっしゃるはずです。

この点については、第1章でさらにくわしく肩こりのメカニズムをお話ししたうえで確認していただくとして（そのためのチェックリストを第1章末尾に用意しました）、ここではまず、あなたの肩こりがどの程度のレベルにあるのか、**「肩こり重症度チェックリスト」**で自己診断していただきたいと思います（図表4、38〜39ページ）。

[図表4－1] 肩こり重症度チェックリスト
あなたの肩こりの強さは？

項目1－首から肩にかけての痛みの強さ

0 現在、首から肩にかけての痛みはない
1 非常に軽い痛みがある
2 中程度の痛みがある
3 強い痛みがある
4 非常に強い痛みがある
5 考えられる中でいちばん強い痛みがある

項目2－こりの強さ

0 現在、こりはない
1 非常に軽いこりがある
2 中程度のこりがある
3 強いこりがある
4 非常に強いこりがある
5 考えられる中でいちばん強いこりがある

項目3－読書、パソコン作業

0 痛みやこりはなく、好きなだけ読書やパソコン作業ができる
1 軽い痛みやこりはあるが、好きなだけ読書やパソコン作業ができる
2 中程度の痛みやこりはあるが、好きなだけ読書やパソコン作業ができる
3 中程度の痛みやこりのため、長時間の読書やパソコン作業ができない
4 強い痛みやこりのため、長時間の読書やパソコン作業ができない
5 まったく読書やパソコン作業ができない

項目4－レクリエーション

0 痛みやこりはなく、すべての余暇活動を行なえる
1 痛みやこりは少しあるが、すべての余暇活動を行なえる
2 痛みやこりのために行なえない余暇活動がある
3 痛みやこりのため、わずかな余暇活動しか行なえない
4 痛みやこりのため、ほとんどの余暇活動が行なえない
5 痛みやこりのため、まったく余暇活動が行なえない

項目5－頭痛

0 頭痛はまったくない
1 たまに軽い頭痛がする
2 たまに中程度の頭痛がする
3 頻繁に中程度の頭痛がする
4 頻繁に強い頭痛がする
5 ほとんど常に頭痛がする

※チェックした項の数字を足す

合計 ＿＿＿ 点

[図表4-2] 年代・職業別　重症度
ご自身の結果と比較してみてください

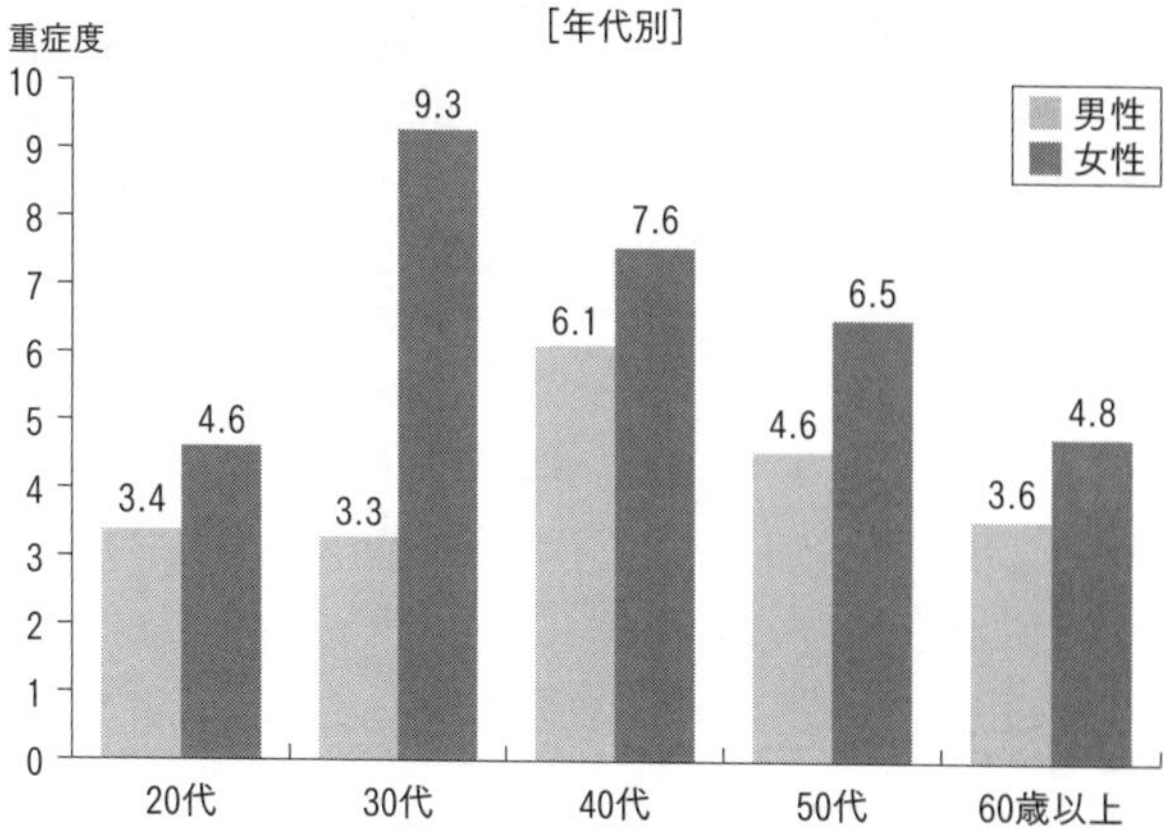

肩こりは女性に多い。男性では40代で比較的重くなっている。

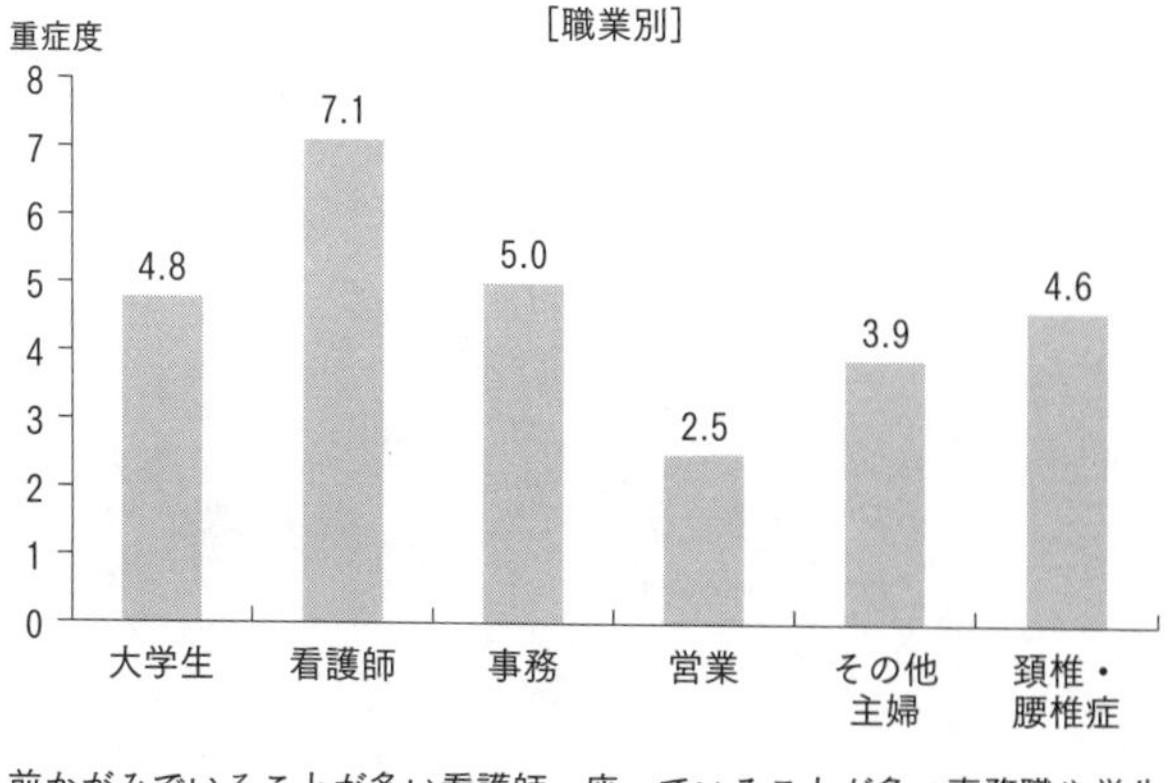

前かがみでいることが多い看護師、座っていることが多い事務職や学生で症状が重い。

一〇点以下は軽度、一一～二〇点以下は中度、二一～三〇点以下は重度、三一点以上は超重度です。軽度、中度であれば、改善はさほど難しくはありませんが、重度以上の場合は、腰を据えた対策が必要です。場合によっては、手術が必要な病気が隠れている恐れがあります。

いずれにしろ筋肉や骨・関節（姿勢）、メンタルが原因の肩こりは、原因に正しくアプローチすれば、ほとんどの場合よくなりますし、改善が可能です。

一カ月もすれば、効果は確実に現われます。そのための方策、改善策（日常生活の見直しや体操、運動、マッサージなど）は第2章でたっぷりお話しします。誰でも簡単にできる方法をたくさん用意しました。

もちろん全部やっていただく必要はありません。自分の肩こりのタイプや症状に合わせて、やりやすいものに取り組んでいただければと思います。

そして**一カ月後にもう一度、重症度を確認してみてください。**きっと大幅に肩こりの症状が改善しているはずです。

第1章

そもそも、なぜ肩はこるのか

——肩こり対策は、まずメカニズムを知ることから

肩こりに悩んだ樋口一葉《ひぐちいちよう》

井上《いのうえ》ひさしに『頭痛 肩こり 樋口一葉』というちょっと変わったタイトルの評伝劇があります。『にごりえ』『たけくらべ』などの名作を残した樋口一葉は、ひどい頭痛と肩こりに悩まされた人であったようで、こんな一文を残しています。

「おのれ十四計《ばかり》のとしまでは病《やま》ひといふもの更《さら》に覚《おぼ》えず、…（略）…、やや大人《おとな》び行《ゆ》くまゝにこゝにかしこに病《やま》ひ出来《いでき》て、こと更《さら》にかしらいたみ肩などのいたくはれなどすれば、物覚《ものおぼ》ゆる力《ちから》とみにうせて、耐《たへ》しのぶなどいふは更《さら》に出来《でき》うべくもあらず」

（『一葉全集 前編 日記及書簡文範』国立国会図書館近代デジタルライブラリー）

一四の頃までは病気知らずだったが、成長するにつれ、あちこちに病《やまい》を得るようになり、ことに頭痛がして肩などがたいそう腫《は》れたりすると、記憶力がにわかに失せ、とてもではないが我慢などできようはずもない、と。

本書の冒頭で、女性は一〇代から肩こりが増え始めると書きましたが、一葉もまさにそうでした。一葉の肩こりはかなり重度であったようで、こりは「腫れる」と形容するほど根の深いものであったし、頭痛はもとより、記憶力や集中力の低下などもともなっていたことがわかります。

一葉は、いったいなぜこれほどまでにひどい肩こりに悩まされることになったのでしょうか？

キーワードは、

作家、猫背、近眼、借金、悲恋——。

第1章では、折に触れて一葉にも登場してもらいながら、序章で概観した肩こりのメカニズムをより深く掘り下げて考えてみることにしましょう。なるべくわかりやすくお話ししますので、どうかお付き合いください。

肩こりの主犯は僧帽筋の血行不良

まずは肩こりの定義を、いま一度確認しておきます。

肩こりとは、「首の後ろから肩、背中にかけての筋肉のこり感（張り感、こわばり感）

を主体とした不快感の症候群」です。

首の後ろのこり感は「首こり」と呼ぶこともありますが、多くの場合、肩から背中にかけてもこり感があるため、首こりもあわせて肩こりと呼ぶのが一般的です。

こり感を引き起こすのは首や肩の周辺の筋肉です（図表5）。ここは頭や首、肩、腕を支えるところなので、非常に多くの筋肉が張り巡らされています。

肩こりの主犯ともいえるのは、首の後ろから肩、背中を幅広くカバーしている僧帽筋という筋肉です。肩こりに悩む方にお話をうかがうと、この僧帽筋の上のほう（上部線維といいます）にこり感を訴えるケースが圧倒的に多い。

このほか頭板状筋《とうばんじょうきん》や肩甲挙筋《けんこうきょきん》、頭半棘筋《とうはんきょくきん》、頚半棘筋《けいはんきょくきん》などもしばしばこり感を合併します。これらの筋肉はいわば共犯です。

前にも述べたように、肩こりは、僧帽筋を主犯としたこれらの筋肉が、ずっと同じ姿勢を続けるなどさまざまな原因によって緊張を強いられ、硬くこわばることで**血行不良**を起こし、乳酸やリン酸などの**疲労物質**がたまってしまうことで引き起こされます。

[図表5] 肩こりに関係する筋肉

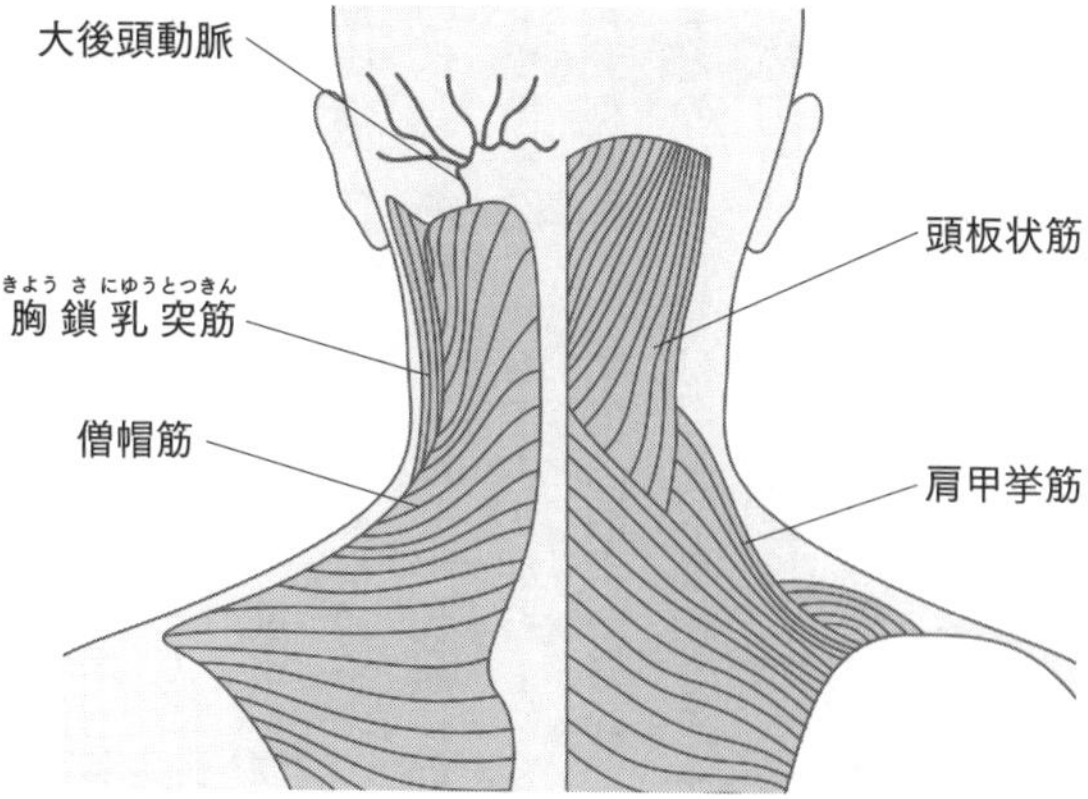

[後面図]

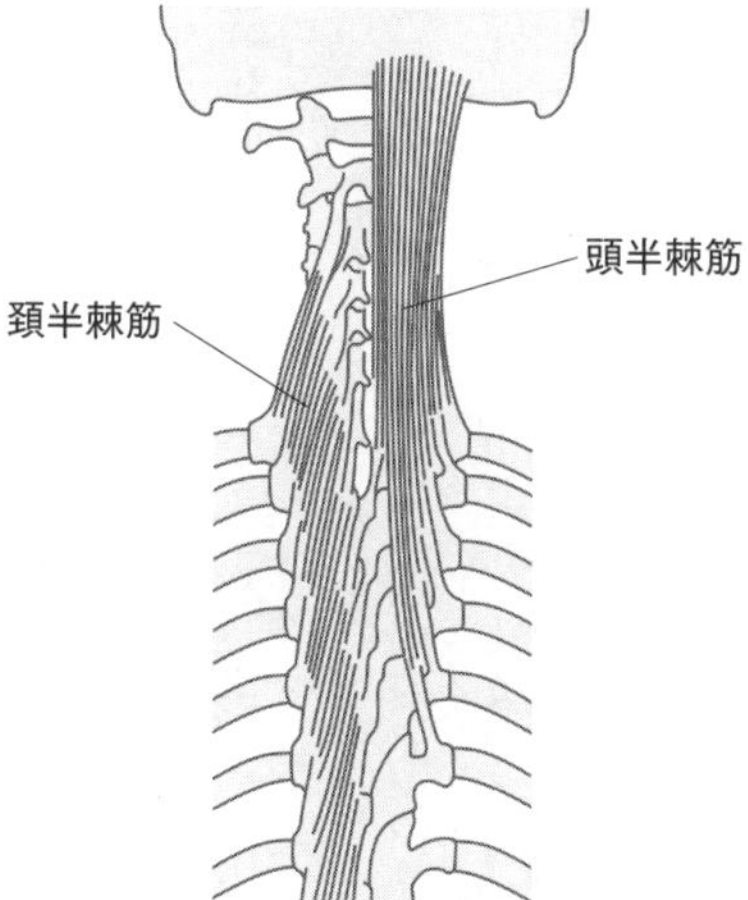

そのメカニズムをもう少しくわしく見てみましょう。

もともと筋肉というのは、収縮と弛緩《しかん》を繰り返すことによって筋肉のなかを走っている血管に圧力をかけ、スムーズに血液が流れるように機能しています。ポンプのような働きをしていることから筋ポンプといいます。

筋肉は、体を動かすために多くのエネルギーを必要とします。そのために筋肉は、このポンプの働きを使って、収縮したとき新鮮な血液を取り込み、血液が運んでくるブドウ糖を燃焼させてエネルギーに変換しています。

ブドウ糖を燃やすには酸素が必要ですが、これも血液が運んでくれるものです。乳酸などの疲労物質は、ブドウ糖をエネルギーに変換する際に分解されて生まれるもので、筋肉が弛緩したとき血液のなかに排出されます。

つまり筋肉は、ポンプの働きが順調に機能し、さらさらとした血流が確保されている限りにおいて、収縮したときブドウ糖や酸素を含む新鮮な血液を取り込み、弛緩したとき乳酸やリン酸などの疲労物質を血液のなかに排出することができるわけです。

ところが、同じ姿勢や無理な姿勢を続けるなどして筋肉が伸びっぱなし、あるいは縮みっぱなしになってしまうと、このポンプの働きがうまく機能しなくなってしまいます。

筋肉が緊張状態に陥り、硬くこわばるようになって、血管を圧迫して血液の流れが悪くなってしまうからです。

こうなると、筋肉のエネルギー源であるブドウ糖と酸素を十分に取り込めなくなってしまいます。**栄養不足、酸素不足**に陥るわけです。

またブドウ糖が分解されて生まれる乳酸やリン酸などの疲労物質も血液のなかに排出されにくくなり、筋肉のなかにどんどん蓄積されるようになってしまう。

このため筋線維の束を包んでいる筋膜はパンパンに膨らみ、内圧を高めます。そして血管をぐりぐりと圧迫するようになります。

また、筋肉にたまった疲労物質や痛みの物質は、筋線維やその周辺の末梢神経をちくちくと刺激します。この刺激情報は脳に伝わり、こりや痛みなどのさまざまな不快な症状として知覚されます。

この情報は末梢神経を介して反射的に患部の筋線維にフィードバックされ、いっそう筋肉を緊張させ、内圧を高めます。血管はさらに圧迫を受けるようになります。放っておけば、血行不良はますます進み、疲労物質もどんどん蓄積されてしまう。こりがこりを呼ぶ悪循環に陥るのです。

これが肩こりの正体、メカニズムであり、こりや痛みがなかなか取れない理由です。その辛さを「耐《たへ》しのぶなどいふは更《さら》に出来《でき》うべくもあらず」と嘆いた一葉などは、まさにこの**負のスパイラル**にどっぷりとはまり込んでいたのではないかと思います。

肩こりを引き起こす五つの要因

肩こりとは、主に僧帽筋の血行不良によって生じる病的な状態ですが、その発生にかかわる原因は、同じ姿勢や悪い姿勢のほか、糖尿病などの持病や運動不足、生まれつきの体形（なで肩など）、ストレスなど実に多彩です。

私たちは、これらの要因を、前にも述べたように、

①筋肉由来
②骨・関節由来
③神経由来
④ストレス由来
⑤重大疾患由来

の五つに分類して考えることにしました。

これらは互いに影響し合って肩こりの発生に関与しています。またそれらが複雑にからみあい、オーバーラップすることで慢性化につながっていると考えています。

以下、それぞれの要因について、くわしく見てみることにしましょう。

［1］筋肉由来――筋肉それ自体の問題で起こる肩こり

乳酸などがたまりやすい人がいる

筋肉そのものに問題がある肩こりを「筋肉由来の肩こり」といいます。

筋肉は、その構造や働きの違いによって骨格筋、平滑《へいかつ》筋、心筋の三つに分けられます。

平滑筋は、自分の意思では自由に動かせない不随意《ふずいい》筋で、胃、腸、膀胱《ぼうこう》、子宮などの内臓に存在します。それらの臓器を動かすなど、内臓の機能を支える筋肉です。

心筋は、心臓だけにある筋肉で、やはり不随意筋です。生涯にわたり収縮と拡張を規則正しく繰り返すことを宿命づけられた筋肉で、その停止は死を意味します。

これに対して骨格筋は、自分の意思で自由に動かせる随意筋で、腕や足の筋肉、腹筋、背筋などをさします。肩こりを引き起こす僧帽筋などの首や肩周辺の筋肉もそうです。骨と連動して体を動かす筋肉で、普通、筋肉といえばこの骨格筋をさします。

骨格筋は、体重の四〇～五〇％を占める人体で最大の組織であり、身体運動はもとよりエネルギー代謝などにおいても、きわめて重要な役割を担っています。

骨格筋は自由に体を動かすために大きな力を発揮できるのが特徴ですが、一方で平滑筋や心筋と違って疲労するのが弱点でもあります。**くたびれる筋肉**なのです。

繰り返し述べているように、僧帽筋などの骨格筋が疲労すると、疲労物質である乳酸やリン酸が多くつくられます。これらの酸は、筋肉を動かすエネルギー源を得るためにブドウ糖が分解される際に生み出されます。そして普通であれば、これらは血液のなかに排出されます。

ところが、筋肉が緊張状態に陥り、硬くこわばってしまうと、これらの酸が血液中に排出されず、筋肉のなかに留まるようになってしまいます。すると、そこが**局所的に酸性**となり、筋線維や末梢神経を刺激します。痛みやこり感が生じるのはそのためです（ただし最近の研究で、乳酸は疲労回復に利用されていることが明らかになっており、悪者とは言い切れないとされています）。

ということは、仮に乳酸やリン酸などがたまりやすい体質があるとすれば、肩こりも生じやすくなるはずです。しかしそのような特殊な体質は、現実にはなかなか想定することができません。

ですが、疲労物質が過剰につくられたり、局所的に停滞しやすい状況というのは想定できます。具体的には、その人の体内環境が次のような状況にある場合です。

①糖尿病や心疾患などの持病がある
②酸性（化）体質になっている
③リン酸が蓄積している
④電解質の異常が起きている

以下、順番に見てみましょう。

(1) 糖尿病や心疾患などの持病がある

まず①の持病です。

肩こりを引き起こす直接的な原因が、主に僧帽筋の緊張による血行不良であることを考えれば、血流が不良になるような疾患を抱えている方は、ブドウ糖や酸素の運搬能力が弱く、乳酸やリン酸などの疲労物質がたまりやすい環境にあるといえます。

具体的には、糖尿病や膠《こう》原《げん》病などのように手足などの末端の血液循環が悪くなって起きる**「末梢循環障害」**を生じる疾患がこれにあたります。末梢循環障害になると、手足が冷たくなる、冷えたときに手足がしびれる、などの症状が現われます。

また静脈やリンパがうっ滞（停滞）していると、疲労物質が排出されにくくなります。静脈やリンパにうっ滞を起こしやすい病気の代表格は、心疾患や肺疾患などです。症状としては、動悸や胸の痛み、息切れなどが見られます。

これらの疾患のある方は、**血行不良から筋肉が疲労しやすい**環境にあります。そのため、やはり肩こりを起こしやすい状況にあるといえます。

これらの持病がある場合は、適切な治療がそのまま有力な肩こり対策になります。つまり、血液の流れを良くすることです。

なお疲労物質の乳酸を分解し、血液をサラサラにし、血流を改善するにはクエン酸が有効とされています。**クエン酸**は、レモンやグレープフルーツなどの柑橘《かんきつ》類、お酢や梅などに多く含まれています。

(2) 酸性(化)体質になっている

正常な血液の水素イオン濃度(pH)は7・4±0・05で、これより数値が小さくなると酸性体質になります。7を切るような極端な酸性体質の人は稀ですが、やや酸性に傾いている人は少なくないようです。

酸性体質の人の血液は粘度が高く、どろどろしています。このため血行不良を起こしやすく、乳酸などが蓄積されやすい。筋肉自体が疲労を起こしやすい環境にあるといえます。よく足がつるという人は、このタイプに多いようです。

睡眠不足や過度の疲労などは、酸化力の強い活性酸素を発生しやすいですし、インスタント食品や酸性食品（肉類、魚類、卵、砂糖、穀類など）の食べすぎなども酸性化の原因になります。乱れた食生活や生活習慣が酸性化を招いている可能性がありま す。

このため食生活や生活習慣の改善が何よりの対策となります。**インスタント食品などの多食は要注意。**逆に、アルカリイオン水や抗酸化食品の活用などは有効とされています。

（3）リン酸が蓄積している

リン酸は、乳酸と同じようにブドウ糖が分解される際につくられる疲労物質で、普通は血液のなかに排出されます。しかし血行不良があると血液中に排出されず、筋肉に蓄積されてしまいます。

リン酸の蓄積がなぜ問題かというと、リン酸には筋肉の収縮に欠かせないカルシウムと結合しやすいという特質があるからです。

このためリン酸が筋肉にたまってしまうと、乳酸とともに筋線維や末梢神経を刺激するだけでなく、カルシウムと結合することで**カルシウム不足を生じ、筋肉のポンプの働きを弱めてしまい、血行不良を招く**恐れがあるのです。

リン酸は、**食品添加物**として加工食品、ファストフード、インスタント食品、調味料、清涼飲料水やお菓子などに含まれています。これらの食べ過ぎは、筋肉疲労を招きやすく、肩こりの原因になります。

前項同様にやはり食生活の改善が必須です。

（4）電解質の異常が起きている

ミネラル分のバランスの乱れが原因となる

電解質とは、主にカルシウム、マグネシウム、ナトリウム、カリウムなど血液中にあるミネラルイオンのことで、これらは筋肉や神経の調整に欠かせないものです。このミネラル分のバランスが乱れている状態を電解質異常といいます。

筋肉の働きにはさまざまなミネラル成分が関係していますが、加齢や疲労、栄養不足などでバランス調整機能が低下すると、筋肉の収縮がうまくコントロールできなくなり、こり感を起こしやすくなります。また筋肉の異常興奮（痙攣《けいれん》）などもしばしば起こります。

足がつりやすいのも電解質異常が原因になります。ミネラルバランスの乱れは、問題を抱えた筋肉になりやすいわけです。

対策としては、ミネラル分が不足しないように、バランスの良い食事を心がけることが大切です。筋肉の働きに特に関係が深いのは、**カルシウムとマグネシウム**です。カルシウムは乳製品や小魚類など、マグネシウムは大豆製品（豆腐、納豆など）に多く含まれます。

これらの食品を意識して摂《と》るようにするといいと思います。

運動不足はすべての肩こりの前提条件

このほか運動不足や老化などによる筋力の低下なども血行不良を招きやすく、肩こりの原因になります。筋肉は疲れると硬くなり、血管を圧迫し、血流を悪くします。

本書の冒頭で述べたように、男性に比べて女性は肩こりに悩む方が多いわけですが、それはもともと男性に比べて筋力が弱いのと、年齢を重ねるごとにさらに筋力が低下していくのが大きな要因の一つになっているのではないかと思われます。

また太りすぎ、やせすぎも肩こりの原因になります。たっぷりついた脂肪の重さは僧帽筋などへの負担を増しますし、太るとどうしても運動不足になりがちです。

一方、やせすぎの場合は、筋力不足が筋肉の疲労を招きやすい。太りすぎを気にするあまり、無理なダイエットで筋力が低下してしまうようなケースも考えられます。

運動不足はあらゆる肩こりの前提条件であり、使わない筋肉はわずかに負荷がかかっただけでもすぐに疲労してしまいます。肩こりの予防、解消に筋力の維持、強化は欠かせません。ふだんから適度な運動を心がけるようにしましょう。

ただし、やりすぎには注意が必要です。スポーツや筋トレなどで首や肩の周りの筋肉が驚くほど盛り上がっている方がいますが、こうしたケースでは筋肉の収縮する力が強くなりすぎて、かえって血流が悪くなり、肩こりにつながることがあるからです。

筋力を鍛えすぎるというのも、考えものなのです。

また、**筋力のバランスの悪さ**というのも肩こりの原因になります。たとえば、いつも同じほうの手でカバンを持ったり肩にかけたりする、あるいは椅子やソファーなどに座るときもいつも同じほうの足を上にして組むといった動作は、筋肉のバランスの悪さを招きがちです。

人は、無意識のうちに利《き》き手や利き足を使いますが、それが過ぎると、筋肉のバランスを崩してしまうのです。

さらにいえば、右利きの人は右の肩、左利きの人は左の肩が下がりやすい。筋肉だけでなく、骨格のバランスも崩しやすいのです。それがまた筋肉に偏《かたよ》った負担を強いる。

筋肉由来の肩こりは、しばしば体の半分（右側だけ、左側だけ）に強く現われます。

これもこうした問題と関係があるのではないかと思います。

カバンを持つ手をかえたり、足を組みかえたりして、利き手や利き足に頼り過ぎない、筋肉バランスのよい動作を心がけるようにしましょう。

そしてもう一つ。喫煙についても触れておきます。

喫煙は血管を収縮させ、血流を低下させる要因になります。たばこに含まれるニコチンが、交感神経を緊張させ、血管を収縮させるからです。受動喫煙も同様です。

手術の前にしばしば禁煙指導が行なわれるのも、血管収縮により血栓（血のかたまり）ができやすくなり、脳梗塞《こうそく》や心筋梗塞、肺梗塞などのリスクが高まるからです。

喫煙や受動喫煙が直接肩こりを引き起こすわけではありませんが、リスク要因であるのは確かです。筋肉に問題を生じる要因を少しでも減らそうと思ったら、思い切って禁煙したり、可能な限りたばこの煙を避けるに越したことはありません。

特にヘビースモーカーの方は、ぜひとも禁煙をお勧めします。

筋肉由来こそが、真の原因かもしれない

筋肉由来の肩こりの方は、持病や体質、乱れた食生活や生活習慣などを背景として、もともと筋肉に問題を抱えていたり、潜在的にそのリスクが高い人たちといえます。

肩こりは、さまざまな要因が相互に影響し合い、複雑に絡み合って起こりますが、この筋肉由来の肩こりこそがそもそもの原因という方が、案外多くいるのではないかと思います。

しつこい肩こりに悩む人は、僧帽筋などの血行不良につながるような持病や体質、乱れた食生活や生活習慣などがないか、一度わが身をかえりみて、思い当たるフシはないか、チェックしてみるといいでしょう。

余談を一つ。

人が死んだあとに起きる死後硬直は、血流が完全に途絶えて乳酸が局所に留まり、筋肉のタンパク質が反応して筋肉が硬直する現象です。この死後硬直は、生前に激しい運動をして疲労していると進行が速いとされています。

であれば、ひどい肩こりに悩んだ人は、その主役である僧帽筋の上のほう（上部線維）から硬直が始まるのかもしれません。

［2］骨・関節由来——体を支えている骨組みの問題で起こる肩こり

カギを握るのは「頚椎、肩甲骨、鎖骨」

骨・関節由来の肩こりは、体を支えている骨組みそのものに問題があるために生じる肩こりです。多くの場合、姿勢に問題があることから、**姿勢性の肩こり**ともいいます。

肩こりの原因でいちばん多いのが、この骨・関節由来です。

骨・関節由来でカギを握るのは、

①頚椎（首の骨）

②肩甲骨
③鎖骨

この三つの骨、部位です。
順番に見ていくことにしましょう。

（1）頚椎の前傾が招く肩こり

加齢や外傷で頚椎のカーブが消えてしまう

前にも述べたように、肩こりに悩む人が「つらい」と訴える部位で圧倒的に多いのは、肩こりの主犯である僧帽筋の上のほうに位置する上部線維です。上部線維は、頭頚部（首の後ろ）から肩甲帯（肩甲骨周辺）までをカバーし、その動きを担っている筋肉です。

首は頭を支え、体幹（胴体）と連結する役割を担っています。その大役を任されているのが頚椎（首の骨）で、椎体《ついたい》、椎間板《ついかんばん》、椎間関節などの支持機構により構成されています（図表6）。

頚椎は、**体重のおよそ一〇％前後もある重い頭を支えています**。体重五〇キロなら五キロ、八〇キロなら八キロです。頚椎にはこれだけの重量が四六時中、のしかかっています。頭の大きい人は、その分、頚椎への負担も大きくなります。

その負担は相当なもので、頚椎の支持機構にひとたび異常が発生すれば、たちまち肩こりの発生につながります。

よくあるのは加齢や外傷によって——つまり、お年を召《め》したり、思わぬ怪我《けが》や事故などに遭《あ》ったりして——、椎体や椎間板などの支持機構が変形したり、連結部が不安定になったりするケースです。このような事態が生じると、頭を支える力（支持性といいます）は大きく損なわれたり、低下してしまいます。

特に問題となるのは、本来であれば、前方にゆるやかなカーブ（彎曲《わんきょく》）を描いている頚椎が、加齢や外傷によって、そのカーブを消失し、前方に傾いてしまうケースです。これを生理的前彎《ぜんわん》の消失にともなう頚椎の前傾といいます。

［図表6］頸椎の構造

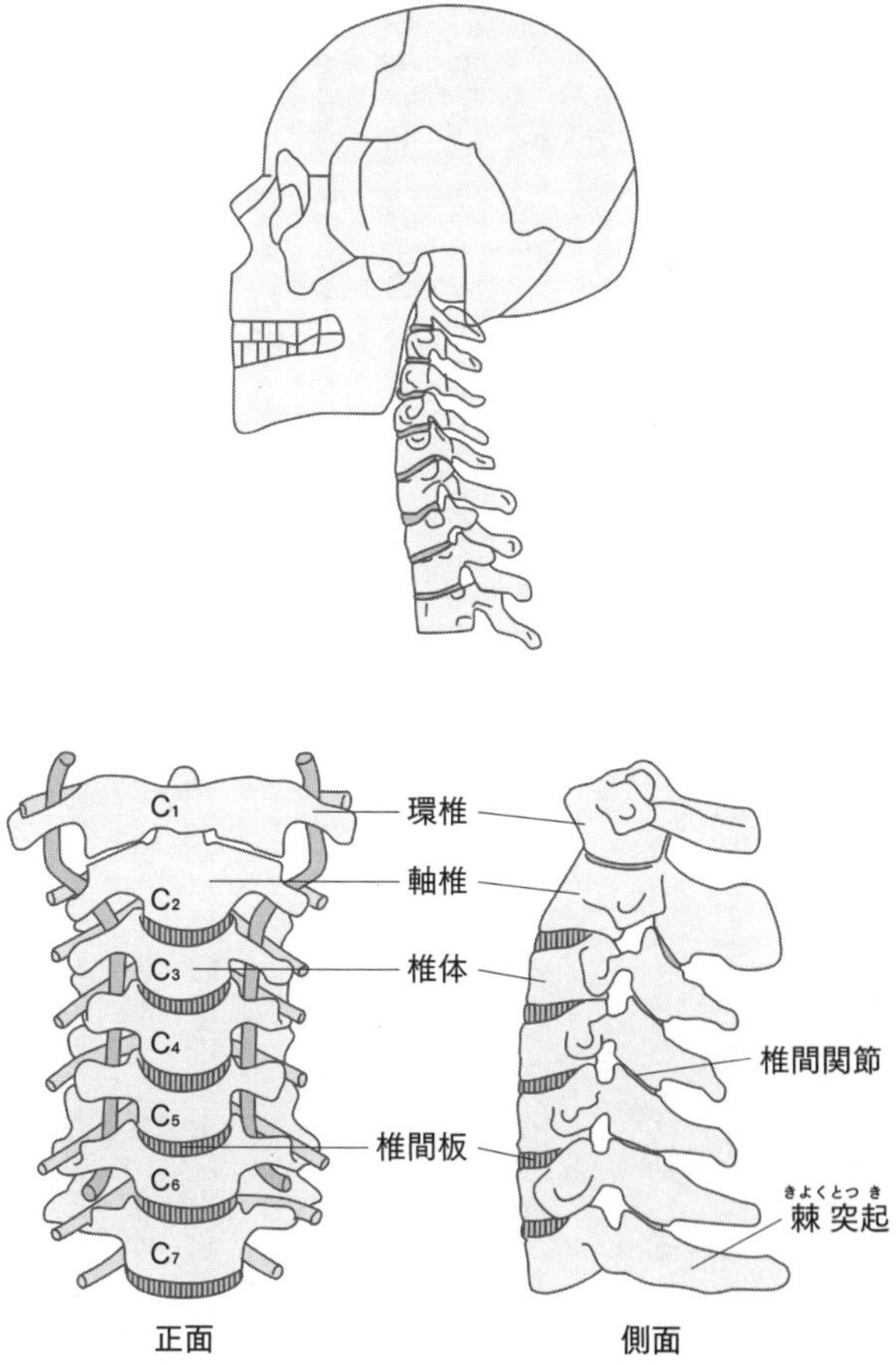

これを生体力学的に、もう少しくわしく検討してみます。

頭部の重量は頚椎に真上からのしかかります。その重みを最初に受けるのが頚椎のいちばん上にある環椎《かんつい》です。これは円座のようなリング状の形をしています。たとえていえば、お坊さんの使う木魚《もくぎょ》の台座です。頭はリング状の環椎の上に木魚のようにぴたりと乗っているわけです。

環椎は頭の重みを真上から受けるとともに、その荷重を下の骨に伝えます。この際、頚椎が前傾せずに、本来のゆるやかなカーブの状態にあれば、重い頭が乗っても、荷重軸はまっすぐに保たれます。

しかも、軽い彎曲がスプリングの働きをするため、かかる力を分散しながら頭を支えることができます。

しかし頚椎がカーブを消失し前傾してしまうと、荷重軸も前方に移動してしまうため、椎体や椎間板などの支持機構だけでは、重たい頭を支えきれなくなってしまいます。

いきおい首や背中の筋肉の負担が増します。特に僧帽筋の上部線維の負担が大き

[図表7] 頚椎の傾斜と肩こりの関係

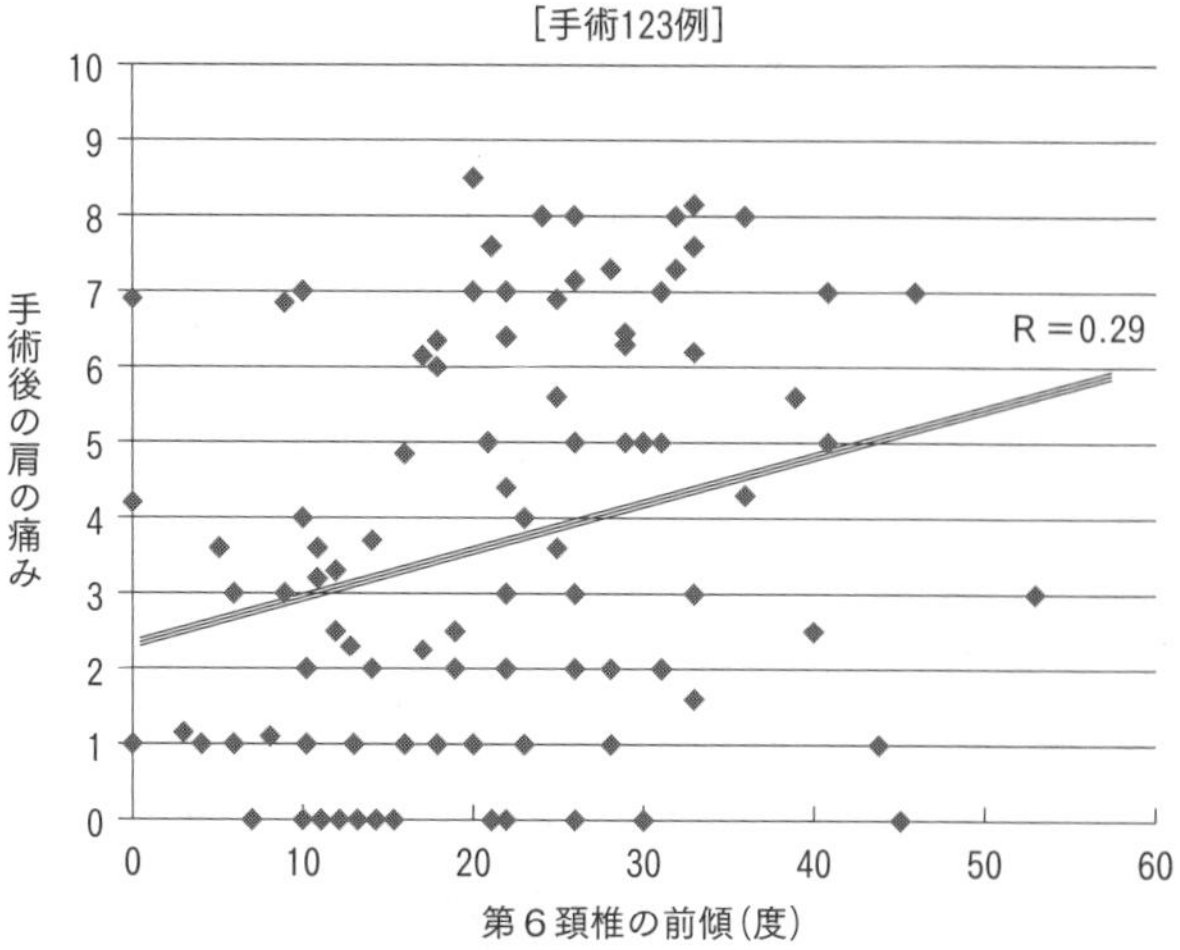

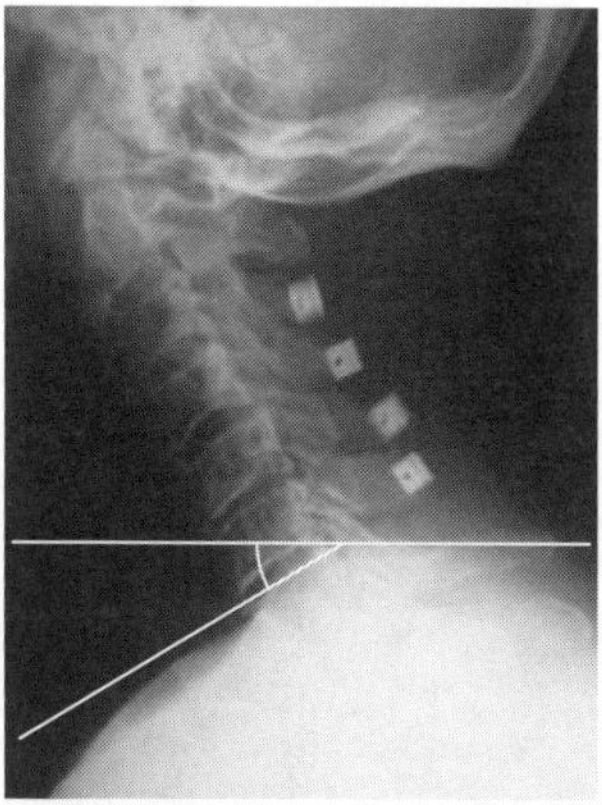

第6頚椎前傾角

く、前方にぐいっと引っ張られる、あるいは頭が前方に落ちないように一生懸命に後方へと引っ張っていないといけなくなります。

加齢や外傷による頚椎の前傾は、僧帽筋への負担を著しく増大させるのです。結果、僧帽筋は慢性的に疲労や緊張を強いられ、血行不良から肩こりを引き起こすわけです。

頚椎の前傾は、ひどくなると手術が必要になります。図表7（67ページ）は一二三の手術例から頚椎の傾斜と肩こりの関係をグラフ化したものです。これを見ると、傾斜が大きいほど肩こりの重症度も増していることがわかります。

肩こりは頚椎の前傾だけで起こるわけではありませんが、大きな要因になることは間違いありません。

椎間関節の圧迫で痛みや不快感が強まる

頚椎の前傾では、もう一つ、前傾にともなう椎間関節の負担増加という問題もあります。椎間関節には神経終末というセンサー（感覚受容器）がたくさんあります。

[図表8] 頚椎に負担をかけない座り方

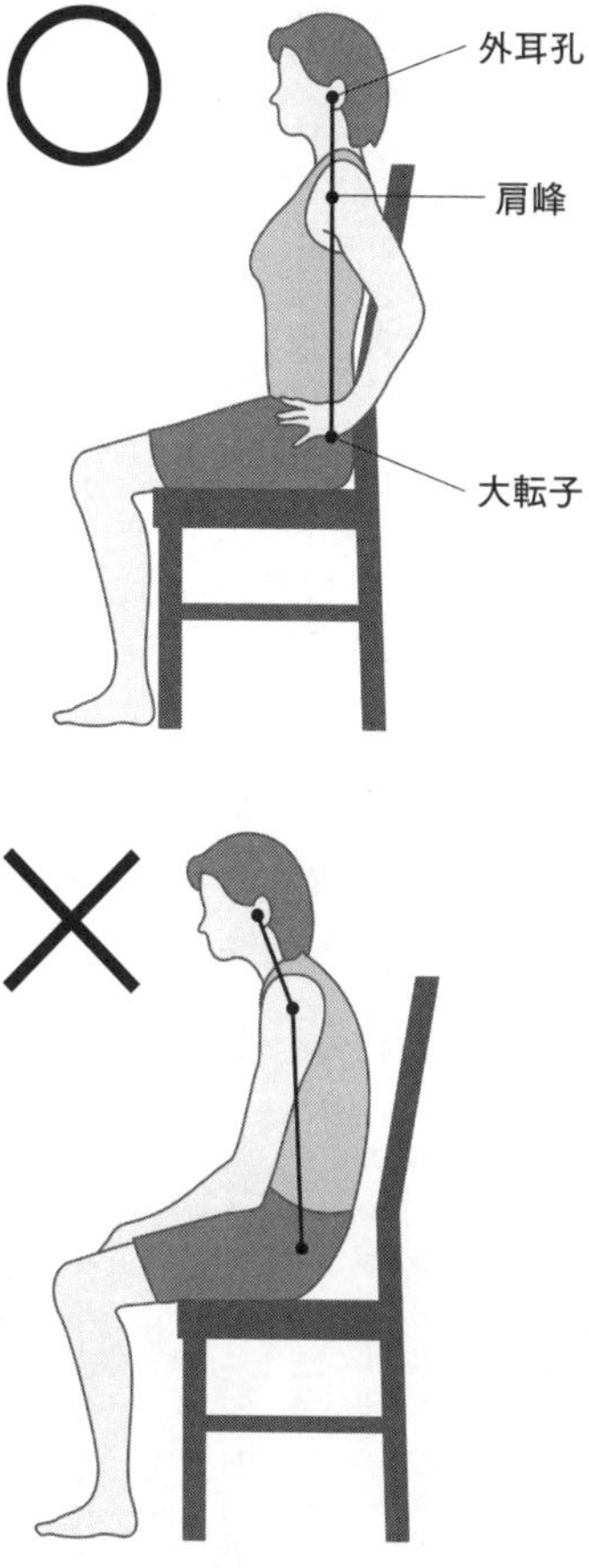

頚椎を前傾させないためには、外耳孔—肩峰—大転子のラインがまっすぐになるように座る。

頸椎の前傾によって荷重軸が前方に移動すると、応力の分散がうまくいかず、この椎間関節に頭の重さがかかってくるようになります。とても敏感な部分が圧迫を受けるのです。その結果、痛みや不快感などを強く感じやすくなります。

これが前傾にともなう僧帽筋の負担増と同時に起きているわけです。そのことが肩こりの引き金になるだけでなく、痛みやこり感をいっそう大きくするように作用しているのではないかと思います。

頸椎が前傾しているかどうかは、座ったとき、真横から見て、耳の穴（外耳孔《がいじこう》）と肩の先（肩峰《けんぽう》）と骨盤のすぐ下の出っ張り（大転子《だいてんし》）を結ぶラインが縦にまっすぐの線になっているかどうか、で判断します（図表8、69ページ）。頸椎が前傾している人は、このラインがまっすぐになりません。また立っているときは、外耳孔 - 肩峰 - 大転子の線がそのまま足首のくるぶしまで一直線で下りているのが、背筋も首もきれいに伸びたよい姿勢になります。

真横から見ないと正確なことはわからないので、ご家族や友人などに見てもらうといいでしょう。耳の穴が肩の先に比べて前に出ている人は、それだけ首が前に傾いて

[図表9] ストレートネック

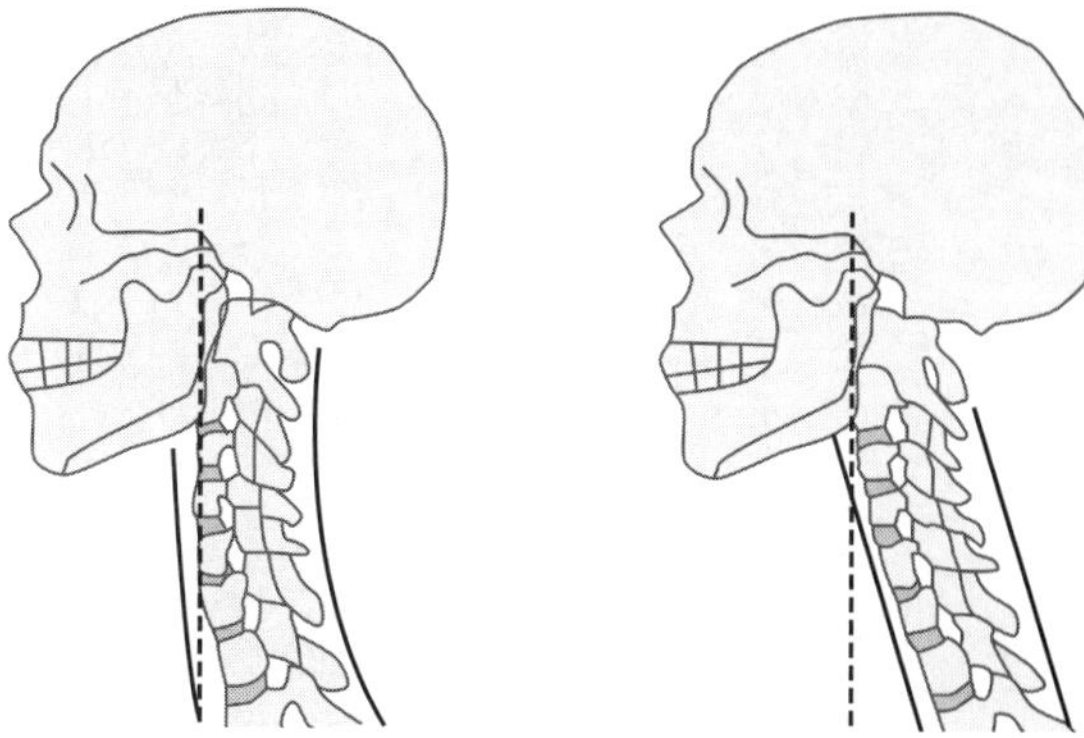

いるわけで、その分、肩がこりやすい体形になっているといえます。

日頃から、**耳・肩・骨盤を結ぶラインが縦にまっすぐの線になるように**意識して、頚椎の前傾を防ぐように心がけましょう。

急増するストレートネック

頚椎は本来、やや前方にゆるやかなカーブを描いています。この生理的前弯が失われるのは、何も加齢や外傷ばかりではありません。

最近、その急増が問題になっているストレートネックもそうです。頚椎のカーブが消失し、直線状になってしまう状態を指します（図表9、71ページ）。

ストレートネックは、デスクワークやパソコン仕事、スマートフォンの操作などを、前かがみになったり、うつむいたり、頭を突き出すようなかっこうで、日常的に、長時間にわたって続けることで発症しやすくなると考えられています。

一言でいえば、**姿勢の悪さが原因の首のトラブル**で、肩のこり感や頭痛、めまいなどの原因になります。ひどくなると、しびれなども現われます。

前かがみやうつむき姿勢などになると、必然的に頭も首も前方に突き出すかっこうになります。こうなると、先ほどの頚椎の前傾でもお話ししたように、頚椎だけでは頭の重さを支えられなくなり、首や背中の筋肉への負担が増大します。

しかもパソコンやスマートフォンなどの操作では、手指の細かな動きが必要になるため、首や肩、ひじなどをあまり動かさず、固定しがちです。それも長時間にわたって。

頭も重いですが、腕も重い。腕の重さは片腕で体重のおよそ八％程度とされます。体重五〇キロなら四キロ、八〇キロなら六・四キロです。両腕ならその倍です。それだけの重量が肩にかかる。大変な負担です。

その結果、首の後ろから背中の僧帽筋の緊張に加え、首の前側方の筋肉（斜角筋といいます）が強く緊張し、硬くなることで頚椎の本来のカーブが失われるとされています。

同じ姿勢、しかも無理な姿勢をずっと強いられるのは、筋肉のもっとも苦手とすることの一つで、緊張から血行障害を招きやすい。こんなことを日常的に続けていたら、それは肩もこるし、頚椎もおかしくなるに決まっているのです。

もっとも、同じように前かがみでパソコンやスマートフォンなどを操作しても、誰もがストレートネックになるわけではありません。

体形が人それぞれ違うように、頚椎のカーブや首の長さなども人によって微妙に異なります。遺伝的要素と生活習慣の両方が関係し、個人差があるのです。

このため脂《あぶら》っこい食べ物を食べると、すぐにお腹をこわす人がいるように、前かがみでパソコン仕事などをしていると、ほかの人は大丈夫でも、ストレートネックになってしまう人もいるわけです。

猫背とうつむきスマホが招く肩こり

ストレートネックは、体形的に猫背の人に多いとされます。背が高いのを気にしていつも低く見せようとしたり、下を向いて歩いたりしていつも前かがみでいたりすると、それが習慣になってしまい、猫背になりやすくなります。

そういえば肩こりに悩んだ樋口一葉は、猫背であったと伝わります。明治の昔のこと。文章を紡《つむ》ぐのは畳に置かれた文机《ふづくえ》です。作家ですから、そこに座るのが日常であったでしょう。仕事柄、原稿書きに没頭すれば、長時間にわたって背中をまるめ、前かがみの同じ姿勢を取り続けることも多かったはずです。

頚椎や僧帽筋にとってはきわめて負担の大きい環境にあったというべきでしょう。一葉は、頭痛のつらさをたびたび日記に書き残しています。たとえば、一八九三（明治二十六）年四月二十五日の日記にはこうあります。

「我れは文机《ふづくえ》に寄りてとさまかうさまにものおもふほどかしらたゞなやみになやみて、雷雨のおそろしきも何も耳に入《い》らず、魂《たましい》何方《いづかた》のさとにさそひ行《ゆ》かるらん」（『一

葉日記集　上巻』近代デジタルライブラリー）

文机にもたれてあれこれ思い悩んでいるとますます頭痛がひどくなり、雷雨の激しさすら耳に入らなくなった。魂はいったいどこに連れて行かれるのだろう、と。

一葉を悩ませたひどい頭痛や肩こりが、実は猫背が原因のストレートネックのようなものであったとすれば、何やら急に親近感がわいてきますし、あの着物姿の五〇〇〇円札の肖像もまた違った趣《おもむき》で見えてくるのではないでしょうか。

ともあれ、前かがみであごを突き出すような姿勢は、頚椎への負担が大きいですから、避けるようにすべきです。特に、パソコンやスマートフォンなどを使うときは要注意です。

くわしくは第2章で述べますが、予防策としては、前かがみにならないように、頭や首を前に突き出さないように、意識して**あごを引くようにすること**です。

前かがみになっていないか、いつも気をつけるようにして、

「あ、首が出てる、前かがみになってる」

そう思ったら、即座にあごを引く。それだけで自然と姿勢がよくなります。
ぜひやってみてください。

(2) 肩甲骨の位置のズレ(位置異常)が招く肩こり

浮島のような肩甲骨を吊り下げている僧帽筋

骨組みそのものに問題がある骨・関節由来の肩こりのなかには、肩甲骨の位置がズレている「位置異常」が原因になっているものがあります。

肩甲骨は、背中の上のほうに左右の羽のようにある大きな骨で、腕の動きをサポートする重要な支点の役割を担っています。その形状から貝殻骨とも呼ばれます(図表10)。

肩甲骨は、普通の骨とは違う、非常に特殊な骨です。通常、骨というのは、他の骨と連結しているため、つなぎ目(連結部)があります。いわゆる関節で、これには蝶《ちょう》番《ばん》関節、球《きゅう》関節、鞍《あん》関節、平面関節などさまざまな種類があります。

[図表10] 肩甲骨とその動き

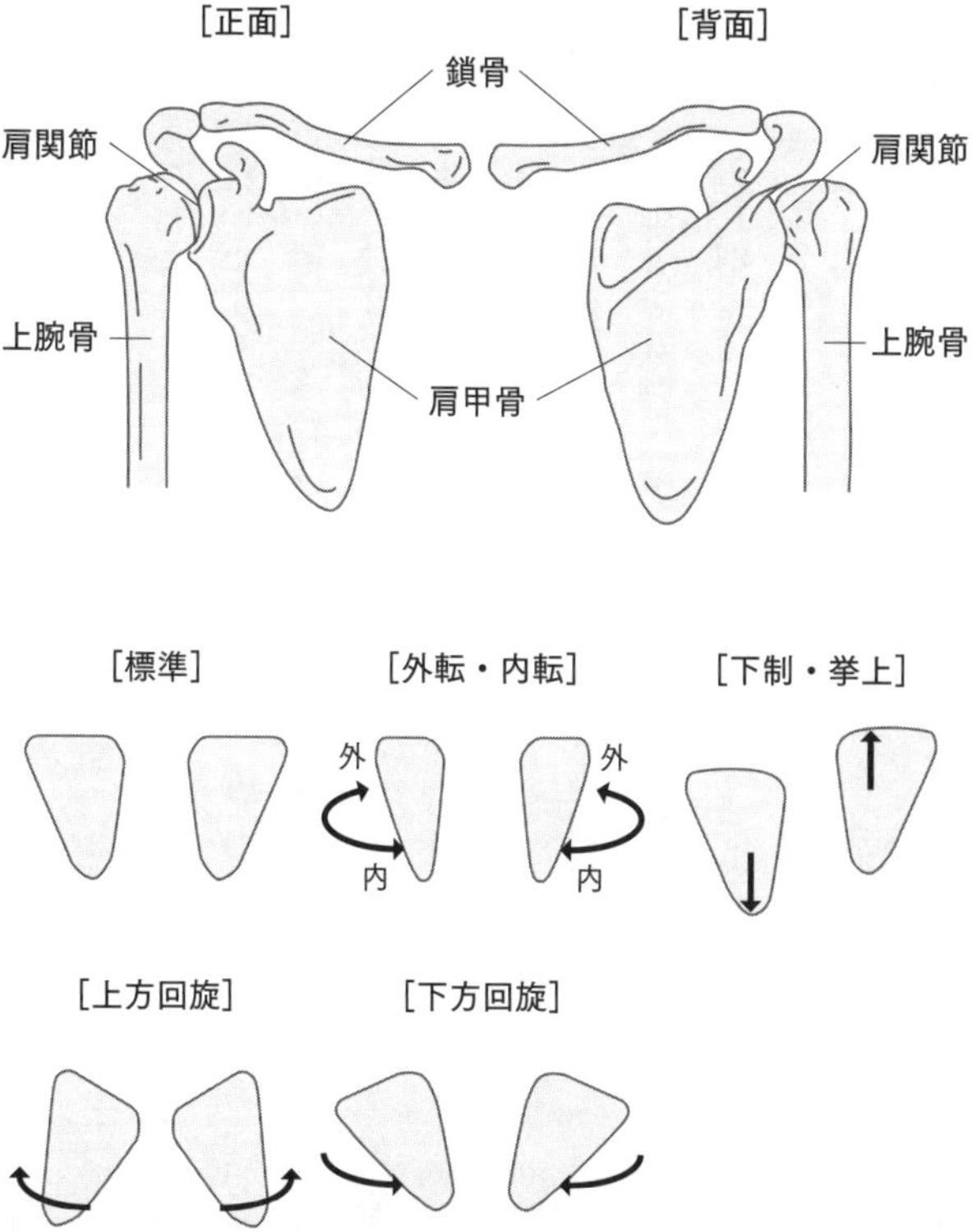

肩甲骨は以上の６つの動きをする。

ところが肩甲骨では、近位側といって体の軸に近いほうにはつなぎ目がありません。正確にいうと、そこには「肩甲胸郭関節」というのがあるのですが、これはほんとうの関節ではなく、肩甲骨と胸郭（肋骨《ろっこつ》）の間のことで、二つの骨は接してはいません。宙に浮いたような感じになっており、それを筋肉が吊《つ》り下げています。

肩甲骨とは、言ってみれば、**筋肉に吊り下げられた浮島のような存在**なのです。

このため肩甲骨は、胸郭のうえを滑るように大きく動くことができます。具体的にいえば、基本的に次の六つの動きをすることが可能です。

・内転／肩甲骨を内側に寄せる動き（腕を内側にふる）
・外転／肩甲骨を外側に開く動き（腕を外側にねじる動き）
・挙上／肩甲骨を上に持ち上げる動き（肩をすくめる動き）
・下制／肩甲骨を下に降ろす動き（がくっと肩を落とす動き）
・上方回旋《かいせん》／肩甲骨が上方に回転する動き（腕を振り上げバンザイをするときの動き）
・下方回旋／肩甲骨が下方に回転する動き（後ろ手に背中をかくときの動き）

このように肩甲骨は、上下左右の動きに加え、回転する動きもできます。このため可動域がとても広いのです。

これはたいへんなメリットです。ただし、その反面、動きの支点となるほんとうの関節がないため、支える力が弱く、安定性に欠けます。

人間の体でいちばん可動域が広く、いちばん安定性に欠けるのが、肩甲骨です。

この肩甲骨を吊り下げている筋肉が、実はこれまでもたびたび登場してきた、肩こりの主役であり、主犯である、僧帽筋の上部線維なのです。不安定な肩甲骨は、僧帽筋に吊り上げられてはじめてその位置を保っているわけです。

現代人は筋肉を使ってもほぐさない動きが多い

しかし僧帽筋の立場からしてみたら、これほどしんどいこともありません。体でいちばん可動域が広いのに、いちばん不安定な骨を支えなければならないわけですから、背負うべき負担も、当然、体のなかでいちばん大きなものにならざるを得ない。

僧帽筋の上部線維は、起きている間じゅう、つまり肩甲骨が吊り下げられた状態にあるときは、絶えず働いています。休めるのは、肩甲骨を吊り下げなくてもいい状態のとき、すなわち横になっているときや眠っているとき、両手で何かにぶら下がっているとき、両手を頭の上に乗せているとき、それくらいのものです。

ですから**非常に疲労しやすい筋肉**といえます。

「二の腕がいつもこって……」

と嘆く人はまずいませんが、

「いつも肩こりがひどくて……」

と、僧帽筋（特に上部線維）のこり感を訴える人は山ほどいるのも当然なのです。

そもそも人間は、二足歩行になったことで上肢（手と腕）の機能が飛躍的に発達しました。時代が下って現代に生きる私たちは、パソコンやスマートフォンの操作などで手指の細かな作業が激増しています。

これらの作業を行なうには、肩甲骨の支点が安定している必要がありますから、僧帽筋への負担はさらに増しているといっていいでしょう。

かつては、肩甲骨を支点として上肢だけで作業をするような仕事はほとんどありませんでした。たとえば重い物を持ったり、運んだりするときは、大きな筋力を必要としますが、同じ姿勢でずっといるわけではなく、たえず動いているため、同時にほぐされるのです。だから緊張しっぱなしで硬くこわばったりしない。

手先の細かい仕事は、職人の世界なども含めて昔からいろいろありましたが、やはり筋肉を使いながらほぐす動きをともなうものが多かったように思います。

しかし今日、私たちが生きる社会においては、**筋肉を使ってもほぐさない動き**が多い。パソコンやスマートフォンなどの操作はそれを象徴しています。

その結果、僧帽筋は、絶えず大量のエネルギーを必要とし、盛んにブドウ糖を消費します。もともと乳酸などの疲労物質がたまりやすい環境にあるのです。

不安定な肩甲骨を支えなければならない僧帽筋は、それだけ負担が大きい。だからこそ疲れるし、こる。逆にいえば、それほど大事な筋肉ともいえるわけです。

それだけに肩甲骨の位置がズレると、たちまち肩こりにつながります。

なで肩の人は肩こりになりやすい

肩甲骨の位置がズレることを位置異常といいます。

肩甲骨は、およそ六〇度の範囲で内転と外転ができます。先ほど見たように、内転とは内側に肩甲骨を寄せる動き、外転とは外側に肩甲骨を開く動きです。

肩甲骨は肩を上げると外転します。誰かの肩甲骨をさわりながら肩を上げてもらってみてください。外転するのがわかるはずです。この場合、僧帽筋の上部線維は収縮しますが、緩むため、筋肉への負担は小さいといえます。

これに対して肩が下がると肩甲骨の外側も下がって内転が生じます。すると僧帽筋の上部線維は、肩甲骨に引っ張られて引き伸ばされた状態になってしまいます。筋肉は引き伸ばされると元に戻ろうとする性質があり、絶えず収縮を強いられることになります。この状態が長く続けば、どんな健康な筋肉でも疲れ切ってしまいます。

肩が下がると、僧帽筋の上部線維に、それと同じことが起こるわけです。

だから、肩がこるのです。

よく**「なで肩の人は肩がこりやすい」**といいますが、その理由はまさにこれです。体形的に肩甲骨も下にズレて、肩が下がっているため、僧帽筋に過重な負担がかかり、筋肉が疲労しやすい状態になっているのです。

根本的な問題は、肩甲骨の位置が下にズレてしまっていることです。肩甲骨が下がらなければ、肩が下に落ちてくることもありません。

ですから、なで肩の人や肩が下がり気味の人は、肩が下がらないように、肩甲骨の位置がズレないように、いつも意識した生活をする必要があります。

肩甲骨が下がらないように常に「三つの動作」を意識する

では具体的にはどうすればいいのでしょうか。

くわしくは第2章でお話ししますが、誰にでもできて、しかも効果が大きいのは、

①両手を頭の上に乗せる
②胸の前で腕を組む

③（椅子のひじ掛けなどに）ひじを掛ける

という三つの方法です。

これらの動作を心がけるだけで、肩が下がったり、なで肩になるのを防ぐことができます。また、すでにそうした状態になっている場合は、これらの動作によって肩や肩甲骨の位置を元の状態に戻したり、近づける効果が期待できます。ひどい肩こりに悩んでいる人であれば、それだけでつらい痛みや、こり感などの症状は相当に軽減されるはずです。

実際、私たちは、デスクワークなどをしていて疲れると、無意識のうちにこの三つの動作をよく行なっています。会社などにお勤めであれば、ためしにオフィスを見渡してみてください。しばらく見ていたら、誰かしら、これらの動作をやるはずです。

人は疲れると、無意識のうちにこれらの動作を行なうのです。そうすることで、疲れた筋肉をほぐし、肩甲骨が下がるのを防いでいるわけです。猫が伸びをするのと一緒で、そうすれば、肩が楽になるし、体にいいことを本能的に知っているのだと思います。

ですが、今日のオフィス環境や生活環境などは、パソコン作業に象徴されるように、人が無意識にそうするのを忘れさせるほどに過集中を要求される場面が少なくありません。ほんとうなら、もっとそれらの動作を入れなければいけないのに、つい忘れてしまう。

筋肉を酷使し、疲労させるばかりで、**ほぐす作業が足りない**のです。

ですから、この状況を回避するには、それらの動作を「無意識」に任せるのではなく、意識して行なう必要があります。

たとえば、一五分に一回とか三〇分に一回は、必ず両手を頭の上に乗せたり、腕を組んだり、椅子のひじ掛けにひじを乗せたりする。自らにそういうルールを課すことです。

そして意識してそれらの動作を実行する。

肩甲骨が下がらないように意識することは、僧帽筋への負担を減らすことにつながりますから、そのまま肩こりの予防や改善にも寄与します。

簡単で効果の大きい方法です。ぜひためしてみてください。特に女性の方は、偉そうに見られるのが嫌なのか、バストが邪魔になるのか、あまり腕を組みたがらないようです。女性に肩こりが多いのは、実はこんなところにも理由があるのかもしれません。

なお、これらの動作を効果的なものにするには、その前提として、椅子はひじ掛けのついたものが絶対にいいですし、できればリクライニング機能のついたものがベストです。オフィスではなかなか難しいかもしれませんが、可能であればそうすべきです。肩こりの予防になりますし、筋肉の緊張をほぐす効果が高まります。

また**椅子や机の高さを自分に合うように調整する**のも忘れてはいけません。高さが合わないと前かがみになりやすいなど肩こりを招きやすくなります。

下がり鎖骨——肩甲骨が下がると鎖骨も下がる

鎖骨という言葉は、脱走を防ぐために囚人の体に鎖《くさり》を通したところから、その名前がついたとも言われています。

[図表11] 下がり鎖骨

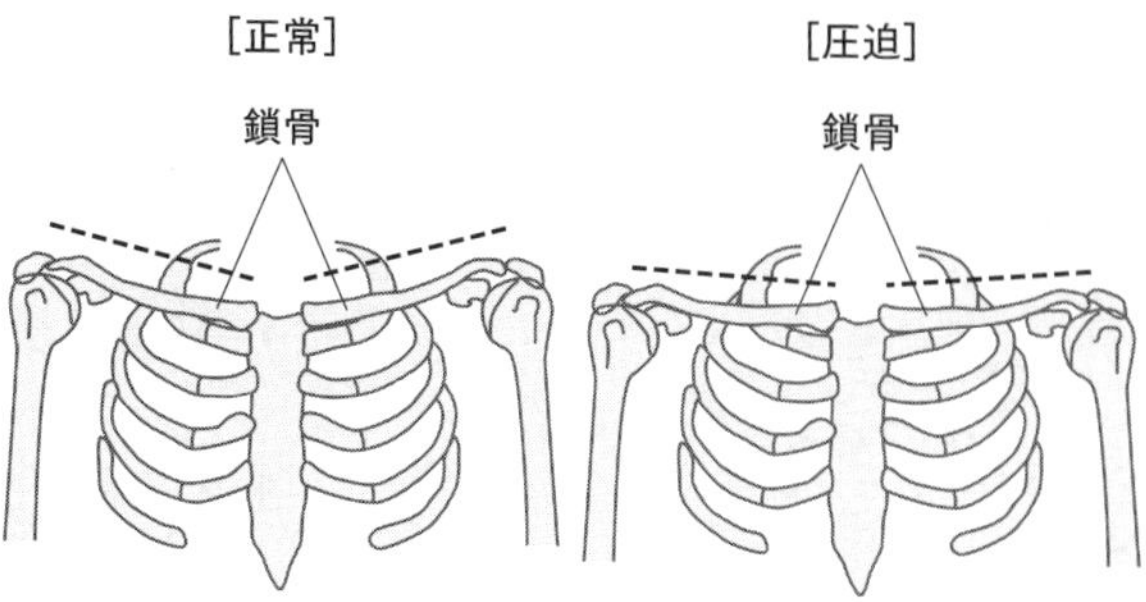

正常な鎖骨は肩の方向に上がっており、正面から見るとV字のようになっている。下がり鎖骨の人は、それが一直線になっているように見える。

また鎖骨には大胸筋がついており、この筋肉があることで抱きつく動作が可能になります。木に登れる動物には鎖骨がありますが、犬や馬などの動物では退化しています。一方、鳥や恐竜には鎖骨(叉骨《さこつ》と呼ぶ)があります。

肩甲骨の位置のズレは、実は鎖骨にも重大な影響を及ぼします。

鎖骨は、体の中央から左右に二本あり、胸を左右に広げるためのつっかえ棒の役割をしています。肩こりとの関係で特に重要になるのは、鎖骨が、中央は胸骨、外は肩甲骨とつながっているという点です。このため、なで肩のように肩が下がり、肩甲骨の位置が下にズレると必然的に鎖骨の位置も下に下がってしまいます。

つまり、肩甲骨が外転して外側が上がると、それにつれて鎖骨も上に上がりますが、肩甲骨が内転して外側が下がると、連動して鎖骨も下がってしまうのです。

すなわち、鎖骨の外側が下がっている状態では、必ず肩甲骨も下がっている——。そういう関係にあるわけです。

鎖骨は本来、左右が少し斜め上に上がった**V字のライン**を描いていますが、こうなると横一本のラインに水平化します。この状態を**「下がり鎖骨」**といいます（図表11、87ページ）。肩甲骨の下方へのズレが大きい場合は、さらに鎖骨が下がって「ハの字」を描くようになります。

鎖骨の下がり度と肩こりの強さには明らかに相関関係があり、鎖骨が下がれば下がるほど肩こりの重症度も増すことがわかっています。特に鎖骨が一〇度以上下がっている症例では、ほとんどの方が強い肩こりを訴えていました（図表12）。

よく肩の高さが違うという方がいますが、その点に関しても下がり鎖骨は関係しています。図表12の写真を見てください。この症例は右側の鎖骨が下がっており、右の

[図表12] 下がり鎖骨と肩こりの関係

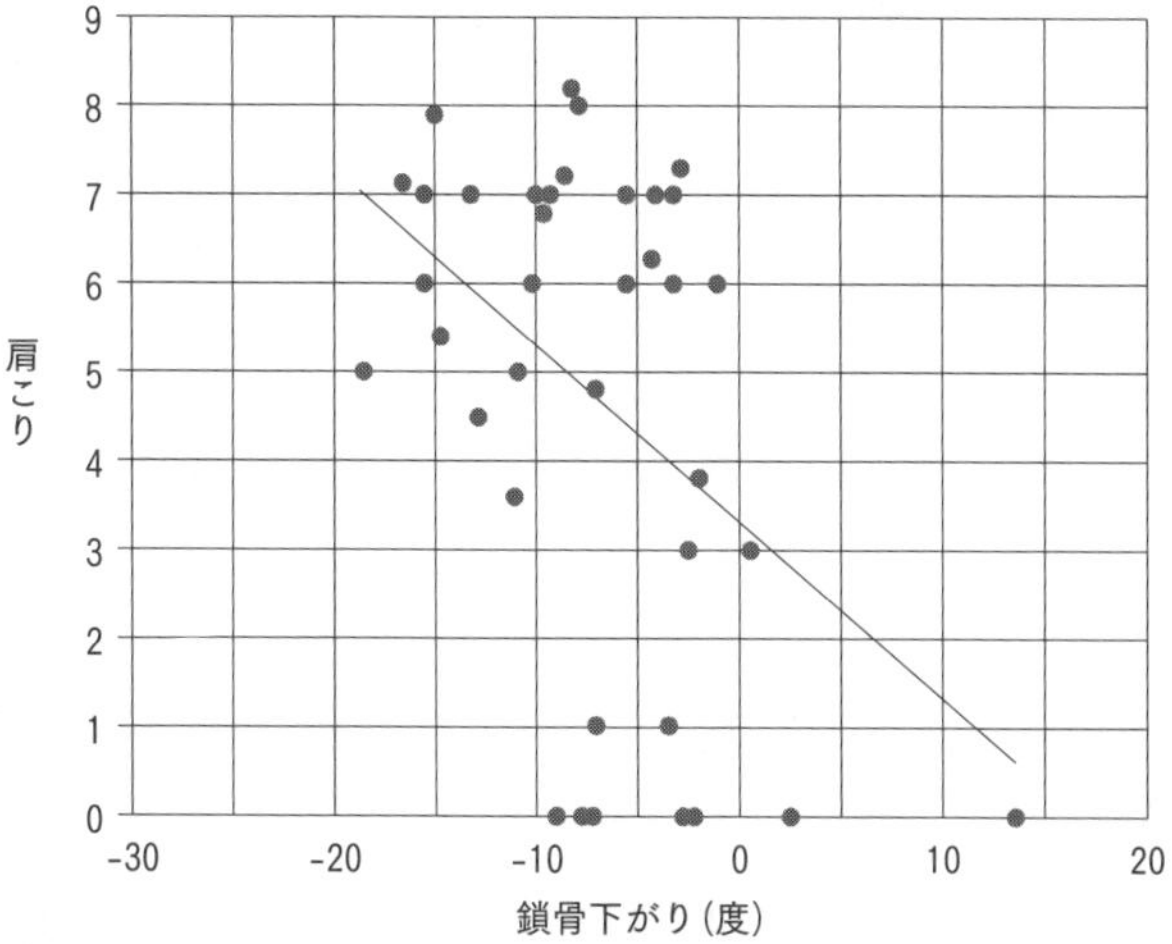

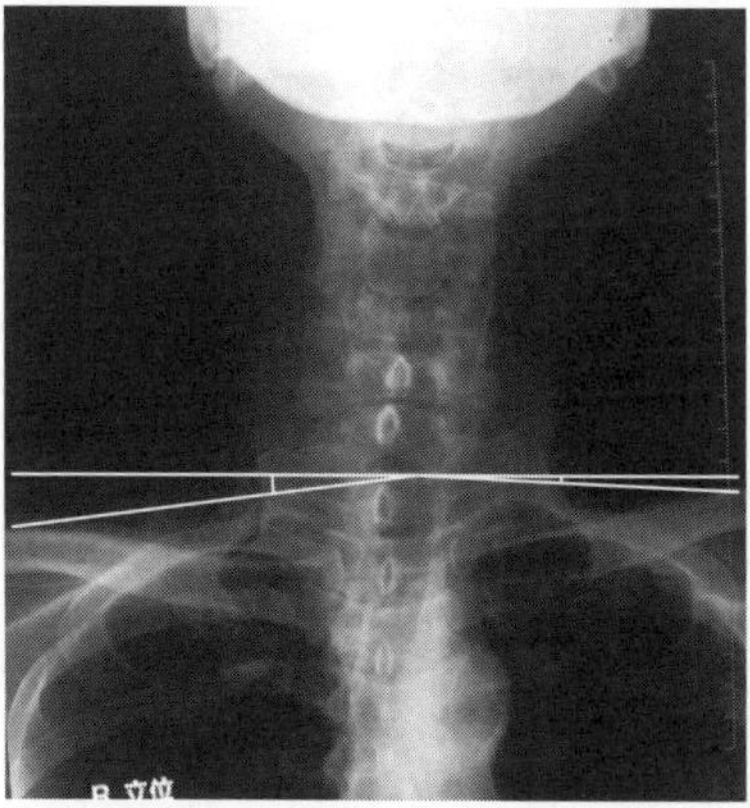

鎖骨が下がっているほど、肩こりも強くなっていることがわかる。

肩甲骨が内転していると推察できます。この場合、正面から見ると、右の肩が下がって見えます。

下がり鎖骨の程度に左右の違いがあることは珍しいことではなく、通常、利き手側の鎖骨が下がる傾向にあります。そして下がった利き手の側に、肩こりも出やすくなります。

利き手、利き足ばかり使っていると筋肉のバランスが崩れ、肩こりの原因になると前に述べましたが、同様のことは骨格についてもいえるわけです。骨格の歪《ゆが》みは、歯の噛みあわせの悪さなどでも起こるとされています。

ついでにいえば、人間には「利き目」もあります。人は利き目を軸とし、もう片方の目でその利き目を補《おぎな》いながら物を立体的にとらえて見ています。

利き目は、次の方法で簡単に自分で調べることができます。

①両手の指先を合わせて輪をつくる

②腕を伸ばして、何でもいいので、輪のなかに遠くの目標物を一つ入れる

③それを両目で見つめ、次に左右交互に目を閉じる

目を閉じたとき、輪のなかに目標物が見えるのが利き目です。

手や足と同じように、目も利き目ばかりを使うと、眼精疲労から利き目の側の肩こりや頭痛などを引き起こしやすくなります。

寝転がってスマートフォンを操作するときなど、ふと気づくと利き目だけで見ている、という人は少なくないはずで、これも利き目の酷使につながるためよくありません。

人は知らないうちに利き目を使い過ぎています。たまには利き目をつぶって、利き目ではないほうの目で物を見るのを習慣にするといいと思います。

そうやって利き目でないほうの目も鍛えてあげる。利き目の疲れが減れば、眼精疲労からくる肩こりの予防や軽減にもつながります。何事もバランスは大事です。

眼精疲労については、またあとでお話しします。

鎖骨を見れば肩甲骨の位置がわかる

少し脇道にそれました。鎖骨の話に戻しましょう。

繰り返しになりますが、肩甲骨と鎖骨の関係は、肩甲骨が下がると鎖骨も下がり、鎖骨が下がっている状態では、必ず肩甲骨も下がっている、というものです。

肩甲骨の位置は、肩こりのリスクをはかる大事なモノサシです。ただし肩甲骨は、背中にあるので、自分で確認するのは難しい。

その点、鎖骨は鏡に映せば、簡単にその位置が確認できます。肩甲骨は鎖骨に連動していますから、鎖骨が本来のV字か、水平化した下がり鎖骨かを見れば、肩甲骨が下がっているかどうかも判断できるわけです。

つまり鎖骨を見れば、肩甲骨の位置もわかるのです。

ですから、日頃から鎖骨の位置を確認するのを習慣にしてください。そして前述の「三つの動作」を心がけるようにしましょう。肩甲骨が下がるのを予防できます。

すでにV字ではなく下がり鎖骨になっている方は、肩甲骨が下がっているのが根本的な問題ですから、それを元の位置に戻す改善のための運動が必要になります。肩と鎖骨、肩甲骨を同時に動かすもので、くわしくは第2章でご紹介します。

なお下がり鎖骨で生じるのは、肩こりだけにとどまらないことがあります。首から手に行く血管や神経が圧迫され、しびれなどを生じる「**胸郭出口症候群**」という病気を発症することがあるからです。これについては次項の「神経由来」の肩こりでお話しします。

動かすなら「首ではなく、肩甲骨」

骨・関節由来の肩こりは、僧帽筋に過重な負担を強いるような骨組みの問題に起因します。怪我や事故で起こる頚椎の前傾などを除けば、その多くは、いつも前かがみでパソコンやスマートフォンを操作するなど骨組みに問題を引き起こすよくない姿勢によって生じています。

また体形そのものがそうした問題の要因になっている場合も少なくありません。すでに述べた猫背やなで肩などは、肩こりになりやすい典型的な体形といえます。

しかしこれらの問題は、その多くが、日頃の心がけ次第で防ぐことができたり、改善、解消することが可能なものばかりです。後述する神経由来や重大疾患由来の肩こりは、基本的に整形外科の治療が必要ですが、骨・関節由来であれば、自分で対処できます。

骨・関節由来は、肩こりの原因でいちばん多い反面、もっとも治しやすい肩こりでもあります。あごを引いたり、腕を突き上げるなど、ちょっとした工夫をするだけで、つらい肩こりの要因を取り除いたり、大幅に緩和、軽減することができます。

骨・関節由来は、自分で制御、コントロールすることが可能な肩こりです。

その際のポイントは、首ではなく肩甲骨です。

肩がこると、よく首を揉んだり、ぐりぐりこねくり回す人がいます。なかにはボキボキ鳴らす人もいます。首のうしろのあたりに痛みやこり感を訴える人が多いからで、聞けば、みなさん、「そうすると気持ちがいい」とおっしゃいます。

ですが、これはやめてください。首の関節にダメージを与え、かえって症状を悪化させる可能性がありますし、下手をすると手足の麻痺を起こしたり、ときには生命の危険につながる恐れもあります。

問題の本質は、肩甲骨が下がって、僧帽筋に大きな負担がかかることですから、対処すべきは首ではなく、肩甲骨です。

動かすのは**「首ではなく、肩甲骨」**――。

そうおぼえていただきたいと思います。

鎖骨の位置を日頃からチェックし、肩甲骨が下がらないように、さまざまな動作や運動などを取り入れて、予防や改善に努めるようにしましょう。

具体的な対策は、第２章でお話しします。

なお骨・関節由来で一つ忘れてならないのは寝るときの姿勢です。

特に枕が合わないと、首の骨が不自然な形状を強いられるため、首の筋肉や神経を緊張させたり、刺激したりして肩こりを招きやすいのです。朝起きると、首や肩に何ともいえない疲労感や痛みなどがある場合は、枕が原因になっている可能性がありま す。自分に合った枕選びは、肩こりの予防や解消の大事なポイントの一つです。

［3］神経由来――神経組織が傷むことで起こる肩こり

神経を圧迫する二つの原因

神経由来の肩こりは、首から肩、背中にかけての神経組織が圧迫されて傷むことによって引き起こされる肩こりです。

神経組織の圧迫をもたらす原因としては、

①脊髄や神経根の異常
②胸郭出口症候群

の二つが代表的なものとして指摘できます。

これらの疾患は、なかなか肩こりがよくならず、理由もわからないため、整形外科を訪ねて、あれこれ原因を探るうちに発見されるケースが少なくありません。

[図表13] 頸椎症性脊髄症と神経根症

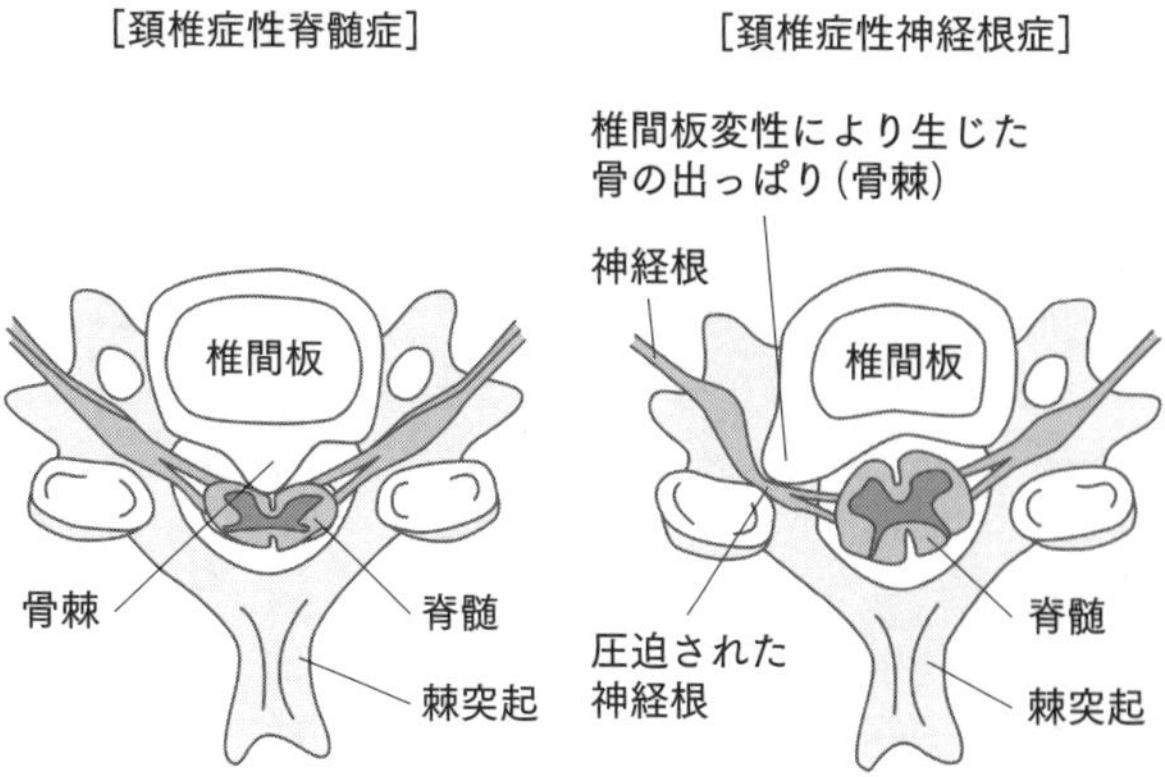

脊髄や神経根の異常から見てみましょう。

(1) 脊髄や神経根の異常が招く肩こり

神経への圧迫が肩こりを引き起こす

頸椎は年齢とともに変化します。頸椎は重たい頭を支えていますが、年齢を重ねていくと、頸椎を構成する椎間板が次第に弾力を失い、クッションの機能が弱くなったり、骨と骨がこすれて変形したり、並び方が変わってきたりします。

ただしこれ自体は、程度の差はともかく、年齢を重ねれば誰にでもあることで、別に病気というわけではありません。問題は、その変化が激しい場合です。

そうなると、頚椎のなかを通っている脊髄や神経根が圧迫され、手足が動かしにくいとか、手足がしびれるなどの障害が現われることがあります。これらの症状が脊髄に現われると頚椎症性脊髄症、神経根に現われると頚椎症性神経根症と呼びます（図表13、97ページ）。

脊髄は脳から頚椎を経て全身へと広がっています。このため脊髄が圧迫されて頚椎症性脊髄症を発症すると、手や足などにさまざまな症状が現われます。

たとえば、ボタンのとめ外しをしたり、箸を持ったり、文字を書いたりといった手先の細かい作業がうまくできなくなります。このためよく物を落とすようになったりします。

また足がもつれたり、速く歩けない、階段の昇り降りが不安定になるなど歩行の問題も生じます。手足のしびれも出てきます。

ひどくなると排尿、排便などがしにくくなったりもします。

症状は多くの場合、体の左右両側に現われます。

いうまでもなく、脊髄は中枢神経ですから、私たちの体にとって非常に重要な役割をしています。だからこそ圧迫されると、さまざまな障害を引き起こすわけです。

ただし脊髄そのものは、圧迫を受けても実はあまり痛みを感じません。

このため若者なら、すぐに「あれ？」と気づくような些細《ささい》な手足の異変も、高齢者の場合はなかなか気づかないことが少なくありません。若者と違って、もともと手足に衰《おとろ》えがきていますから、痛みがあまりないと、異変に気づきにくいのです。

そんな頚椎症性脊髄症ですが、思わぬ形で見つかることがあります。

肩こりがひどくて整形外科を訪ね、いろいろ調べてもらったら、実は頚椎症性脊髄症があって、脊髄を圧迫している物を除去する手術をしたら、それまで悩まされていた肩こりがきれいさっぱり消えてしまった――。そんなケースが少なからずあるのです。

臨床経験的にこれは、明らかに脊髄への圧迫が肩こりを引き起こしていると考えられます。頚椎症性脊髄症にともなう症状の一つとして痛みやこり感が出ているのです。

あくまで仮説ですが、人は脊髄の異常を感知したとき、生物の本能としてそれを守ろうとし、それが頚椎周辺の痛みやこり感となって現われているのかもしれません。

いずれにしろ肩こりがひどくて、少々手足がおぼつかなくなったり、しびれが出てきたりした場合は、脊髄に異常が起きている恐れがあります。すぐに整形外科を受診することをお勧めします。脊髄の治療が、そのままつらい肩こりからの解放につながる可能性があります。

神経根の圧迫が肩こりを引き起こす

次に神経根が圧迫されて起こる頚椎症性神経根症について見てみましょう。

神経根は脊髄から分かれて腕につながっています。このため全身に症状が出る脊髄の圧迫と違い、**神経根の圧迫では手や腕の症状が中心になります。**具体的には、手のしびれや痛み、首から肩、腕、指先にかけてのしびれや痛み、腕に力が入らないなどの症状が現われます。

脊髄の圧迫による頚椎症性脊髄症は、多くの場合、体の左右両側に症状が出ますが、神経根の圧迫による頚椎症性神経根症の症状は、その多くが左右どちらか一方に現われます。

脊髄の圧迫同様、神経根が圧迫されて起こる頚椎症性神経根症も、肩こりのために整形外科を訪れて発見されるケースがあります。そしてこちらも手術で圧迫物を除去したら肩こりの症状が消えた、という症例が少なくありません。

やはり神経根の圧迫が肩こりを引き起こしているものと考えられます。

その意味で神経根が圧迫されて起こる手や指、腕などのしびれや痛みなどの症状は、**肩こりのほんとうの原因を知らせるサイン**といってもいいかもしれません。

ですから、肩こりに悩んでいる人で、そのような症状がある場合は、神経根が圧迫されている可能性がありますから、ただちに整形外科を訪ねてみることをお勧めします。

もしそうであれば、神経根の問題を解決することで、肩こりもよくなるはずです。

たかがうたた寝と甘く見てはいけない

首をうなだれている人、隣りの人に寄りかかっている人、首を反《そ》り返るように上を向いて口を開けている人……。朝の電車や夜遅い電車などに乗っていると、寝不足なのか、深酒をしすぎたのか、うたた寝をしている人をよく見かけます。

「そういえば自分も」と、思い当たる方も多いのではないでしょうか。

そしてそういう方は、電車の揺れや隣りの人の無言の抗議の肩寄せなどで、思わず目が覚めたとき、こんな経験をしたことがあるはずです。

「首すじから肩、背中にかけて、重く、張った感じや痛みを感じた」

「目が覚めた瞬間、反射的に頭を起こしたのか、首がグキッとなった」

実は、電車に限らず、**うたた寝というのは、頚椎にとって非常に危険な行為です。**うつむいたまま、横にかしげたまま、上を向いたままという姿勢は、首への負担がとても大きく、頚椎の関節を傷めやすいのです。

首がグキッとなるのは、ぎっくり腰みたいな状態です。

首に負担のかかる無理な姿勢、不自然な姿勢というのは、普通であれば、生体機能のアラームが働いて自然と修正できるのですが、寝不足であったり、お酒が入っていたりすると、うまく作動しなくなり、張りや痛みが出るまで気づかなくなってしまうのです。

よく、「酔って帰って倒れるように布団に入って寝たら、翌朝、寝違えていた」などという話を聞きますが、これなども同様のケースといえます。

うたた寝の場合は、それでもたいていは一時的な張りや痛みなどですみ、しばらくすればそれらの症状は消えてしまいます。しかし、頚椎へのダメージが大きいと、最悪の場合は脊髄の障害を引き起こすこともあります。

これはもちろん乗用車やバスなどでも同様です。うたた寝しているときに、路面のでこぼこなどで上下の振動を受けると、神経障害の危険が増します。

たかがうたた寝と甘く見ていると、大変なことになるのです。

ですから、うたた寝に限らず、

①急激に頭を動かす

②ずっと上を向いたままでいる

という二つの動作には、十分注意が必要です。

これらの動作は、首の関節に大きな負担となります。もともと肩こりのある人にとっては、患部をさらに刺激し、いっそうこりや痛みを悪化させる要因になります。

世の中には、天井の電球の交換を長時間にわたって続けるような、首の健康を著しく損《そこ》なう恐れのある仕事に従事している人がいます。持続的に自分の頭よりも上のところで作業をする人は、首が反る形になり、非常に危険です。

「天井の掃除をすると体を痛める」という言い伝えがありますが、昔の人は、ずっと上を向いて天井掃除をしていると、頚椎の関節を傷めて、首が痛くなったり、手がしびれたり、肩こりが悪化したりすることを経験的に知っていたのです。

上を向きっぱなしというのは、だから気をつけないといけません。毎年年末になると、有名なお寺さんにテレビカメラが入って、仏像などのほこり落としの様子がニュースに流れますが、あれを見るたびに、首を傷めないといいけれど、と心配になります。

どうかみなさんも、上を向きっぱなしにならないようにくれぐれも注意してください。『上を向いて歩こう』という素晴らしい名曲がありますが、どうか上を向いて歩くのは、涙をこらえるときだけにしていただきたいと思います。

ずっと上を向いて歩いていたら、頸椎が大変なことになってしまいますから。

(2) 胸郭出口症候群が招く肩こり

下がり鎖骨で神経を圧迫される

最近、こんな患者さんがお見えになりました。会社にお勤めの三四歳の女性の方です。

パソコンやスマートフォンを長時間使っていたら肩こりがひどくなった。ひどいときは頭痛やめまいが起こり、やがて両手がしびれるような症状も現われた。心配になり、いくつか病院を訪ねたが、決まって「頚椎がまっすぐになっている。ストレートネックだから姿勢に気をつけ、運動を心がけるように」といわれた。しかし、いわれたようにしてもよくならない。何か別の原因があるのではないか——。

これまでの治療経過から、単純な肩こり治療では改善しないと判断し、胸部のレントゲンを撮影しました。すると本来V字型の鎖骨が水平化していることがわかりました。見た目である程度は予想できましたが、やはり下がり鎖骨になっていたのです。

下がり鎖骨は、前にも述べたように、肩甲骨が下がることに連動して鎖骨も下がってしまうもので、首から手に行く血管や神経を圧迫することがあります。

鎖骨が下がって水平化すると、鎖骨と肋骨の隙間が小さくなり、そこを通過する血管や神経が圧迫され、血流障害による腕や手の痛みやしびれ、神経圧迫による麻痺や筋力低下などを招きます。たとえば、吊革《つりかわ》につかまっていると手がしびれたりします。

これらの症状は、胸郭出口と呼ばれる鎖骨と第一肋骨（いちばん上の肋骨）がつくる

[図表14] 胸郭出口症候群

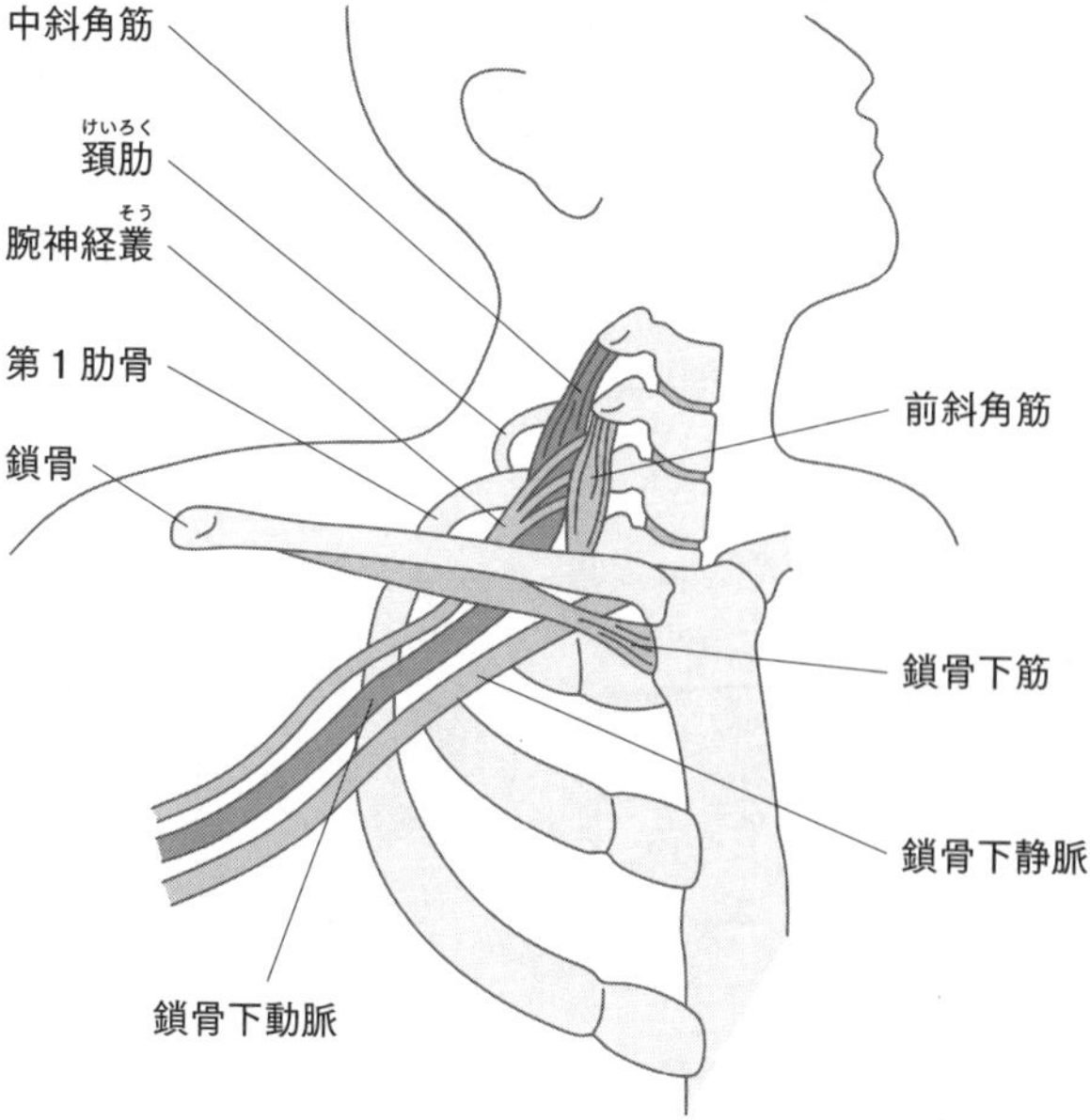

鎖骨が下がることにより、第1肋骨との間を通る血管や神経が圧迫されることで、麻痺や筋力低下などの症状が出る。

隙間で起こることから胸郭出口症候群と呼ばれています（図表14、107ページ）。

「肩こりがひどくて……」

そうおっしゃって病院を訪ねてこられる方は、長時間のパソコン作業などで、みなさんとてつもなくつらい肩こりに悩んでいます。だからこそ、わざわざ整形外科の専門医を受診するわけですが、近年、そうした重度の肩こりのなかに、下がり鎖骨から胸郭出口症候群を発症しているケースが少なくないのです。先の三四歳の会社員の女性もそうでした。

つまり難治性の肩こりは、背部（首の後ろから肩、背中）だけでなく、首の前の鎖骨周辺の病変である胸郭出口症候群をも引き起こす可能性があるわけです。

その結果生じる腕や手のしびれや麻痺などは、肩のこりや痛みなどをいっそう悪化させるように作用します。

解決するには肩甲骨を腕と一緒に上に挙げ、水平化している鎖骨をV字に戻す体操が必要になります。この体操は、最初は少々痛いのですが、一度、コツをつかむと、気持ちよく取り組めるようになります。やり方は第2章でお話しします。

あなたを悩ませているつらい肩こりの諸症状のなかには、ひょっとしたら胸郭出口症候群が発する痛みやしびれが紛《まぎ》れ込んでいるかもしれません。一度、鏡に鎖骨を映してみてください。水平化していたら、その可能性があります。

特に、なで肩の方は要注意です。一度、整形外科を訪ねてみてはどうでしょうか。

[4] ストレス由来――メンタルが原因で起こる肩こり

ストレスで自律神経が乱れると肩がこる

失業、パワハラ、借金、失恋、家庭不和、嫁姑問題……。

肩こりは精神的なストレスによっても引き起こされます。仕事や人間関係などで悩みや問題を抱えていたりすると、精神的ストレスから自律神経の働きに乱れが生じ、しばしば心身に不調をもたらすようになるのです。

ストレスにさらされると交感神経が過度に刺激され、筋肉が緊張し、血行障害を起こしやすくなったり、刺激に対する感受性が亢進《こうしん》したりします。肩こりが起こるのはそのためで、血行障害が首の後ろや肩の周辺などで起こると痛みやこり感となって現われます。このあたりは自律神経が多いため、刺激を受けやすいのです。

またストレスが原因の肩こりでは、自律神経が乱れることで、一見、肩こりとは無関係とも思える、便秘・下痢、吐き気、眼精疲労、めまい、のどのつまる感じ、胸の締め付けなどの症状も現われます。

眼精疲労やめまいなどは、ストレスが原因の肩こりで引き起こされるだけでなく、前にも述べたように、しばしばパソコンやスマートフォンなどの長時間使用による過酷な眼球運動でも発生し、それ自体が肩こりの原因にもなります。

利き目に依存しすぎたり、近眼なのに眼鏡をするのが嫌であまり使わなかったり、度の合わなくなった眼鏡やコンタクトレンズを無理して使い続けたりする場合なども目のストレスを高めます。

ストレスは人の気持ちを重くします。このためどうしても伏《ふ》し目がちになったり、顔が下を向きやすい。いきおい背中が丸くなり、猫背になるなど、僧帽筋に負担のかかる、肩こりを起こしやすい、よくない姿勢になりがちです。

これが痛みやこりを増す悪循環で、ますます肩こりはひどくなり、感情の不安定や寝つきの悪さ、不眠、記憶力や集中力の低下なども招くようになります。放っておくと、しばしば抑うつ状態から本格的なうつ病へと進んでしまいます。

そしてそれがまた肩こりを悪化させる。**負のスパイラル**に陥ってしまうのです。

一般的にストレス由来の肩こりを起こすのは、

・人一倍責任感が強い
・真面目で几帳面《きちょうめん》
・完璧主義
・内向的

といった方が多いようです。少々真面目すぎるがゆえに、ストレスを抱え込みすぎるのかもしれません。

「借金で首が回らない」は、ほんとうだった

よく「借金で首が回らない」といいますが、これは紛れもない事実で、ストレスが招く肩こりを象徴している慣用句といっていいでしょう。

東邦《とうほう》大学医学部の池上博泰《いけがみひろやす》先生も、次のようにおっしゃっています。

「首・肩周りはすごく自律神経が多いため、借金のように精神的な負担があったり、鬱々《うつうつ》としていると、ストレスで首周りが痛くなります。逆も然《しか》りで、首・肩周りが痛いと鬱々としてきます」と（「関節・肩こり②関節を守る生活習慣と肩こり対策」：ウェブマガジン「クラブ・ウィルビー」二〇一四年六月二十日 http://www.club-willbe.jp/）

そういえば、樋口一葉という人は、借金など数々のストレスをかかえていました。まず近眼でした。それもかなり近くまで寄らないと相手が誰かもわからないほどで、友人からは眼鏡をかけてほしいと言われていたそうです。でも嫌でかけなかった。

そんな近眼の状態で文机に向かっていたとしたら、どうしたってよく見ようとして前かがみにならざるを得ない。猫背になるはずです。眼精疲労だって起こるでしょう。

そして借金です。父や兄に先立たれたために、年若くして貧しい家の戸主となり、母と妹を養っていかなければなりませんでした。売れるものを売ってしまうと、素人《しろうと》商《あきな》いで荒物屋（雑貨屋）を始めますが、たちまち赤字となり、借金に借金を重ねます。まさに、借金で首が回らない状態です。

ついには私娼街の近くで、客寄せのための恋文の代筆業までやりました。

その経験は作品世界を豊かにすることに役立ちましたが、結局、作家となってからも、生涯、貧乏と縁が切れることはありませんでした。

一八九三（明治二十六）年六月二十一日の日記にはこうあります。

「著作まだならずして此月も一銭入金のめあてなし。」（前掲書）

一葉を深く悩ませたものは、まだあります。

戸主になったがゆえに、お嫁にいくことができませんでした。家を守るためにお婿《むこ》さんをもらうしかない。ところが好きになった人は長男で、相手も家を出られない。

結局、連れ添うことができませんでした。これもたいへんなストレスであったと思います。

一葉の作品に悲恋が多いのは、この体験によるものといいます。彼女の日記には集中力や記憶力の低下などを示す記述もあり、抑うつ傾向もあったのかもしれません。

一葉は、わずか二四歳六カ月で早逝《そうせい》しました。苦悩とストレスの連続で、気の休まることのない人生であったようです。

肩がこるのも無理はなかったのです。

痛みを過剰に感じて慢性化する肩こり

針で皮膚をチクチクと何度も突かれると、針がちょっと触れただけでも激痛を感じるようになります。なかには剣山《けんざん》を見ただけで痛いと感じる人もいます。これを中枢性感作《かんさ》といいますが、実はこれと同じようなことが、しばしば肩こりの慢性化でも起こります。

たとえば、頚椎の病気が肩こりの大きな原因の一つになっていたとします。手術でその原因はきれいに取り除きました。姿勢の悪さなど改善すべきことはまだ残っていますが、当初の痛みを一〇とすれば、いまでは二か三に軽減しているはずです。

ところが、依然として八や九の痛みに感じてしまう――。

肩こりが慢性化してくると、痛みの原因になっていた組織損傷は治っているにもかかわらず、脳が痛みに感作されてしまって、些細な痛みも強い痛みと感じてしまうのです。

その結果、人によっては、痛みなどの症状がひどくて会社に行けないなど日常生活に支障を来してしまうケースもあります。女性に多く、症状としては痛みのほか、強いめまいなどを訴える方が少なくありません。引き金はほんとうに些細なことで、雨が降っただけでも症状がひどくなったりします。気圧の低下が自律神経を刺激するわけです。

肩こりが慢性化して過剰に痛みを感じるようになっていることがストレスを増大させ、自律神経の乱れをいっそう強いものにしているのではないかと思います。

ストレス由来の肩こりでは、めまいのほかにも吐き気や眼精疲労、のどのつまる感じなどさまざまな自律神経症状が現われます。これが強く出ると、非常につらいものがあります。

ストレスが原因の肩こりではさまざまな自律神経症状が出るということを知っている方は、そう多くありません。このためこれらの症状が出ると、耳鼻科や婦人科や心療内科などを訪ねる方が多い。まさか肩こりが原因とは思わないからです。

しかし、医師からは「別に問題ありません」「気にしすぎでしょう」などといわれることが多いわけです。釈然としないまま、なすすべもなく放っておきます。でも、よくならない。それどころか、だんだんひどくなる。そういう方が少なくないのです。

自律神経症状はだから、つらい。

美容室で肩をマッサージしてもらうと、よくこういわれます。

「ああ、ずいぶん肩がこっていますね」

こっているかどうかは自分が感じるもので、本来、人からいわれるものではありませんが、それでも、「こっていますね」と言われると、人は何となく、

「つらいのに頑張っていますね」

と言われているようで、嬉しいような癒されるような、そんな気持ちになれます。

「こっていますね」の一言は、つらさをわかってもらえたようで癒しの効果があるわけです。

肩こりに悩む多くの方が、マッサージに通うのも、たんに揉んでもらうだけでなく、つらい肩こりを抱えながら日々頑張っている姿をわかってもらえる、ある種の癒しの効果があるからだと思います。それを求めて通う方が少なくないのではないでしょうか。

逆にいえば、肩こりに悩む人にとって、その苦しさをわかってもらえないということは、とても寂しいし、つらいことでもあるわけです。

慢性化した肩こりでは、脳が痛みに感作して、二や三の痛みを八や九に感じてしまいます。これは専門医でもなかなかわかりにくい。自律神経症状は特にそうです。このためなかには激しく怒りをぶつけてこられる患者さんもいます。

ストレス由来の肩こりを治すには、自律神経症状に限らず、原因になっているストレスからの解放が何よりの治療になります。

たとえば、借金で首が回らなくなっているなら、親族や弁護士などに相談するなどして、何とかその問題を解決する。それこそが大事になります。

また肩こりが慢性化して脳が痛みに感作してしまっている場合は、残っている体の痛みの原因だけでなく、感作してしまっている脳の問題も解消する必要があります。

具体的には「これくらいの痛みなら平気だよ」と正しく認識させないといけない。

それには運動をすることです。運動をしているときは感作した痛みを脳が忘れているので、たとえ体に痛みの原因が残っていたとしても肩はこりません。これを繰り返すことで**「こんなのはたいした痛みではない」と脳に覚え込ませる**わけです。

そうすれば、慢性化した肩こりの、脳が感作してしまった痛みから解放されます。

［5］　重大疾患由来――ガンなどの重い病気で起こる肩こり

手足の動きが悪くなったら要注意

肩こりのなかにはガンなどの重い病気で起こるものがあります。
原因となる代表的な重大疾患には、

①頚椎腫瘍
②肺ガン
③靭帯骨化
④首のヘルニア
⑤感染症

などがあります。

これらの疾患を放置した場合、手足が麻痺するなど重篤《じゅうとく》な症状へと進んでしまうケースがあります。肩こりがどんどん悪化したり（たとえば入浴中などリラックスした状態でも痛みがひどくなるケース）、手足の動きが悪くなったりした場合（手足のしびれ、使いにくさ、歩きにくさなど）は、特に注意が必要です。

これらの症状を自覚した場合は、必ず整形外科を受診することをお勧めします。原因がわかれば、適切な治療が可能になり、劇的な症状の改善が期待できることもあります。

（1）頚椎腫瘍からくる肩こり

ガンの転移で起こる肩こりもある

こんなケースがありました。

ある女性が、肩こりがひどいといって受診されました。いろいろ検査をしたところ、頚椎に腫瘍が見つかりました。乳ガンの手術をやったことがあり、その転移でした。

強い痛みを訴えて来られたのですが、無理もありません。**頚椎の骨がガンに冒《おか》され、少し溶けていた**のです。このため頭を支えるための頚椎の支持性が著しく損なわれていました。しかもこちらを受診する前に、あまりにも肩こりがひどいものだから、マッサージに通い、かなり強く揉んでもらったことがあったそうです。これがよくなかった。本人は気づいていませんでしたが、実は**その際、頚椎の一部を骨折して**いたのです。

そんなボロボロの状態になっても、頭が落ちてしまわないように、頚椎は必死で頑張るし、僧帽筋も懸命に奮闘しつづけるわけです。これでは肩もこるし、痛いはずです。

結局、腫瘍を除去し、ネジを一〇本ほど入れて補強する手術を行ないました。たとえていえば、耐震補強工事のようなものです。

幸い手術は成功し、肩こりが消えるなど劇的な改善を見ました。

頚椎に腫瘍ができると、しばしば手足にしびれや麻痺などの異変を生じます。おかしいと思ったら、すぐに整形外科を訪ねてください。

(2) 肺ガンからくる肩こり

痛みの前はこりが強い

肺ガンが原因で肩こりになることがあります。たとえば、肺尖部《はいせん》(肺のいちばん上側)にできたガンの場合、ここから周囲に広がるとパンコースト腫瘍といって、肩から次第に腕に広がる痛みやしびれなどを生じます。これが肩こりを引き起こします。

この腫瘍は、痛みの前はこりが強いのが特徴です。このため「肩こりがひどい」という自覚症状から、整形外科を受診し、この腫瘍が発見されることがあります。

もっとも痛みの前のこりの段階なら、まだそれほどガンが進んでいないかというと、そういうわけではありません。神経の近くにガンがあれば痛みますが、神経から遠く離れていれば痛くないこともあります。

このため痛みのないこりの段階でも、かなり腫瘍が大きくなってから受診するケースも少なくありません。もともと肩こりがある人の場合、たとえ強いこりや痛みがあっても、その原因が腫瘍にあるとは考えにくいため、発見が遅れがちです。

肩から腕に広がる痛みやしびれなどがある場合は、ガンの可能性があります。必ず整形外科を受診するようにしましょう。

（3）靱帯骨化からくる肩こり

靱帯が骨化して脊髄を圧迫する

脊柱管《せきちゅうかん》の前方に、椎骨の連結を補助するための後縦靱帯《こうじゅうじんたい》というのがあります（後方には黄色靱帯というのがあります）。靱帯は弾力性に富み、骨や筋肉の動きをサポートしていますが、この靱帯が骨のようになり、厚くなってしまうのが脊椎靱帯骨化症です。

プロ野球の星野仙一《ほしのせんいち》前楽天監督が、長年の腰痛が悪化し、検査したところ靱帯骨化症とわかり、手術を受けましたが、首の骨にも同じことが起こります。

後縦靱帯が骨化すると、脊柱管のスペースが狭くなり、脊髄を圧迫するようになります。その結果、首や肩周辺のこり感に始まり、手足の痛みやしびれ、麻痺などを生じます。重症化すると、歩行障害や排尿障害などが起こることもあります。

脊柱管の前後の半分を越えると症状が出やすくなります。それまでは気づかないことが多いようです。しばしば糖尿病を合併し、脂肪の脂質代謝異常と関係があるといわれています。その特殊性から難病に指定されています。

靱帯骨化症の人は、日本人のおよそ五％といわれています。遺伝的な要素が強く、中国など東アジアに多いのも特徴です。

長年続く肩こりを検査してみたら靱帯骨化症だった、という人は少なくありません。肩こりが何年も続いているとか急に悪化したという人は、靱帯骨化症の可能性があります。

靱帯骨化が進み、症状がひどくならないうちに整形外科を訪ねるようにしてください。糖尿病のある人は、なおさら要注意です。

（4）首のヘルニアからくる肩こり

飛び出した髄核が脊髄などを圧迫する

ヘルニアといえば、腰のヘルニアである腰椎《ようつい》椎間板ヘルニアが有名ですが、肩こりを引き起こす重大疾患といえば、頚椎椎間板ヘルニアです。

頚椎のクッションの役割をしている椎間板は、ゼラチン状組織の髄核《ずいかく》と、それを覆っている線維輪《せんいりん》という厚手の袋の二重構造になっています。ところが、加齢とともに椎間板の弾力性が失われると、線維輪が破れて、なかのゼラチン状の髄核が飛び出してしまうことがあります。これを首のヘルニア、正しくは**頚椎椎間板ヘルニア**といいます。

髄核が飛び出すと、首の後ろから肩、背中にかけて痛みやこり感が起こります。髄核の飛び出しが大きいと、脊髄や神経根を圧迫して、手足のしびれや痛み、歩行障害、排尿障害などを生じます。髄核の圧迫する場所によって現われる症状は違います。

咳やくしゃみをした拍子に、首から腕にかけてビリッと痛みが走ったり、首を後ろに反らすと髄核が脊髄や神経根を圧迫し、強い痛みを感じたりすることがあります。三〇、四〇代に多いのが首のヘルニアです。

ヘルニアは、放っておくとどんどん症状が悪化します。手足の異変に気づいたら、すぐに整形外科を受診するようにしましょう。

(5) 感染症からくる肩こり

胆のう炎にともなう血行感染が多い

感染症が原因で起こる肩こりがあります。代表的なものは胆のう炎です。胆のうに炎症を引き起こした細菌が、血液によって運ばれて頸椎に感染し、椎間板などで化膿し、肩こりを引き起こすのです。

このように血液によって運ばれてきた細菌に感染することを血行感染といいます。発症するのは、たいてい糖尿病や悪性腫瘍、肝機能障害などで免疫機能が低下し、感染しやすい状態にある方です。

また胆のう炎は、それ自体が、右の肩や背中などに痛みを生じることがあります。右側の大胸筋が、胆のうと神経的につながっていることなどが関係していると思われます。

頚椎に感染し、椎間板などに膿《うみ》がたまると、脊髄などが圧迫され、手足のしびれや麻痺などが生じます。糖尿病などの持病があり、肩こりがひどくなったり、手足にしびれや麻痺などの異変を感じたときは、すぐに整形外科医を受診することです。

治療には内科医などとの連携も必要になります。

[その他の肩こりの要因]

肩こりの原因となる「五つの分類」について見てきました。専門的でわかりにくいところもあったかもしれませんが、大枠のところはご理解いただけたのではないでしょうか。

本章の最後に、五つの分類では、紹介しきれなかった、

①五十肩と肩こりの関係
②女性の更年期と肩こり

という二つの事柄について簡単にお話ししておきます。

（1）五十肩と肩こりの関係

肩こりは僧帽筋、五十肩は肩関節の問題

「肩が痛くて、腕を上げられない」

「頭の後ろや腰に手が回せない」

「シャツに袖《そで》を通せない」

四〇代、五〇代になると、そんな症状を訴える方が増えてきます。

これらの症状の多くは、**肩関節周囲炎**によるものです。多くの場合、ある日突然、肩の激しい痛みで発症します。これが四〇代で発症すれば四十肩、五〇代で発症すれば五十肩と呼ばれます。症状は同じです。

この五十肩ですが、肩こりの一種だと思っている方が多いのですが、実はそうではありません。肩こりは、これまで繰り返し述べてきたように、首の後ろから肩、背中をカバーしている僧帽筋のトラブルです。

これに対して五十肩は、基本的に肩の関節のトラブルです。正確には肩甲上腕関節（一般に肩関節といいます）という肩甲骨と上腕骨との間の関節のトラブルです。肩の骨と筋肉をつなぐ腱板《けんばん》という組織が加齢にともない、だんだん摩耗して傷んでくるのです。

それが引き金になることが多いとされています。

人間、四〇年、五〇年と生きてくれれば、体のあちこちにガタがきます。腱板は長期間の負担が蓄積しやすい部位です。老眼と同じことです。

基本的に、肩こりは僧帽筋、五十肩は肩関節の問題ですが、この二つは密接に関係しています。五十肩を患《わずら》っている場合、腕がうまく上がりません。すると肩甲骨がその動きをサポートしようと加勢に働くことになります。結果、肩甲骨を支える僧帽筋に余計な負担が生じ、肩の痛みやこり感につながります。

つまり、五十肩になり肩関節の動きが悪くなると、それをカバーするために僧帽筋が余計に働かないといけなくなるわけです。

その意味では、五十肩も肩こりの原因の一つであり、状態を悪化させる増悪《ぞうあく》因子といえます。

ですから、すでに肩こりに悩んでいる方が、五十肩を発症すると、五十肩と肩こりのダブルパンチを食らうことになり、非常につらい思いをすることになります。

五十肩は、発症してすぐの急性期は安静が必要ですが、それが過ぎて痛みが減少してきたら、さびついてしまった肩関節をほぐし、可動域を広げるために、運動療法が必要になります。「痛いから」と動かさずにいる人がいますが、それはいちばんよくありません。

五十肩の背景には、パソコンに向かうばかりのデスクワークや運動もしないで家でゴロゴロしている、いかにも今日的な生活スタイルがあります。

本来、肩関節の可動域はとても広いのに十分使いこなしていない。パソコンやスマートフォンに象徴されるように、むしろ限られた範囲の動きばかりしています。このことがタイヤの片減りのように、肩関節に本来とは違う負担を強いているのではないかと思います。

ですから、大切なのは肩を使って、動かしてあげることです。五十肩では、肩関節の痛みを感じない範囲で、**こまめに肩を動かすことがいちばんの治療**になります。

(2) 女性の更年期と肩こり

更年期に肩こりになる人は、総じて運動をしていない
女性の場合、肩こりで特に気をつけたいのは更年期を迎えたときです。
女性は五〇歳前後に閉経を迎えると、女性ホルモンのバランスが変わり、自律神経に乱れが生じるため、心身にさまざまな変調を来します。具体的には、手足の冷えや頭痛、のぼせ、動悸、めまい、しびれ、イライラ、抑うつなどの不定愁訴《しゅうそ》と呼ばれるものです。

女性の更年期で難しいのは、これらの不定愁訴の一つとして肩こりの症状も現われる、という点です。

前にも述べたように、不定愁訴はそれ自体がストレスとなって肩こりを引き起こすことがあります。女性の更年期には、肩こりの引き金になるものがたくさんあるわけで、そのことが肩こりの発症リスクや治療の難しさを招いています。

ではお手上げかというと、けっしてそんなことはありません。日頃から運動を心がけている女性は、更年期の肩こりに悩むケースが少ないのです。

逆にいうと、更年期の肩こりに悩む女性は、総じて運動をしていません。運動不足による筋力の低下や血行不良などがその原因になっているのではないかと思います。

特に抑うつ傾向のある方は、その傾向が顕著です。気分がすぐれず、活動的になれない。家に閉じこもることが増え、ますます**運動しなくなる悪循環**に入ってしまう。

更年期に肩こりが強く出るかどうかの差は、そのあたりにあるのではないでしょうか。

ですから、週に三日は汗をかくような運動を心がけましょう。水泳やウォーキング（早足の散歩）などの有酸素運動が手軽でいちばんです。汗をかけば、筋力アップや血行促進だけでなく、自律神経も整います。運動による適度な疲労は、眠りを誘う最良の薬でもあります。肩こりの予防と改善、さらには不定愁訴の軽減につながります。

それは、そのままつらい更年期を乗り切る方法でもあります。

あなたの肩こり要因チェック

序章で概観した肩こりのメカニズムを、より深く掘り下げて見てきました。一口に肩こりといっても、その姿はとても多様で、原因も症状もさまざまです。また個人差も大きい。

それだけに自分の肩こりは何が原因なのか、それを正しく把握し、それに合った対策を講じることが、肩こり解消の何よりの近道になります。

そこで序章の最後にお約束したように、みなさんの肩こりの原因は何なのか、ご自身で確認できるように「肩こり要因チェックリスト」を用意しました（図表15、136～137ページ）。

A～Eの五項目をチェックし、チェックマークの点数を要因分析用の自己記入式チャートに書き入れてください。チェックマーク一つが一点です。

いちばん点数の高い項目が、あなたの肩こりタイプで、これこそがあなたに肩こりを引き起こしている主な原因であり、主犯です。他に点数のついた項目は、メインではないけれど、肩こりの要因になっているもので、いわば共犯です。

自分の肩こりのタイプがわかれば、それに応じた対策をとることで、あなたの肩こりは間違いなく改善するはずです。対策の詳細は第2章でお話しします。

(「肩こり要因チェックリスト」は次ページ)

(2)チェックリストの結果をチャートに記入してみましょう。

[例]

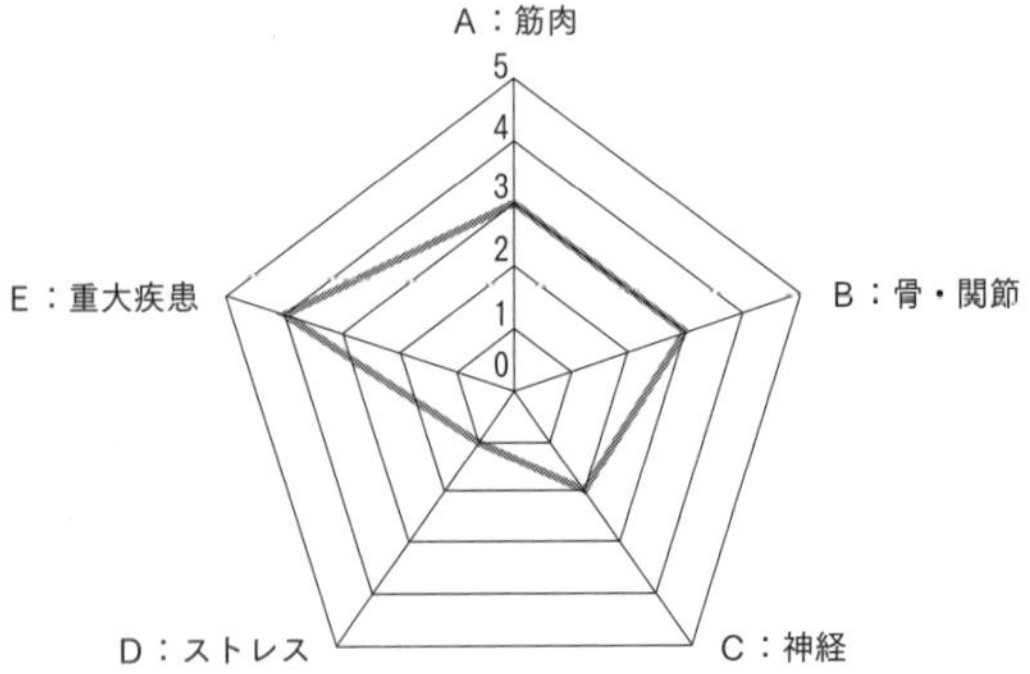

[記入用]

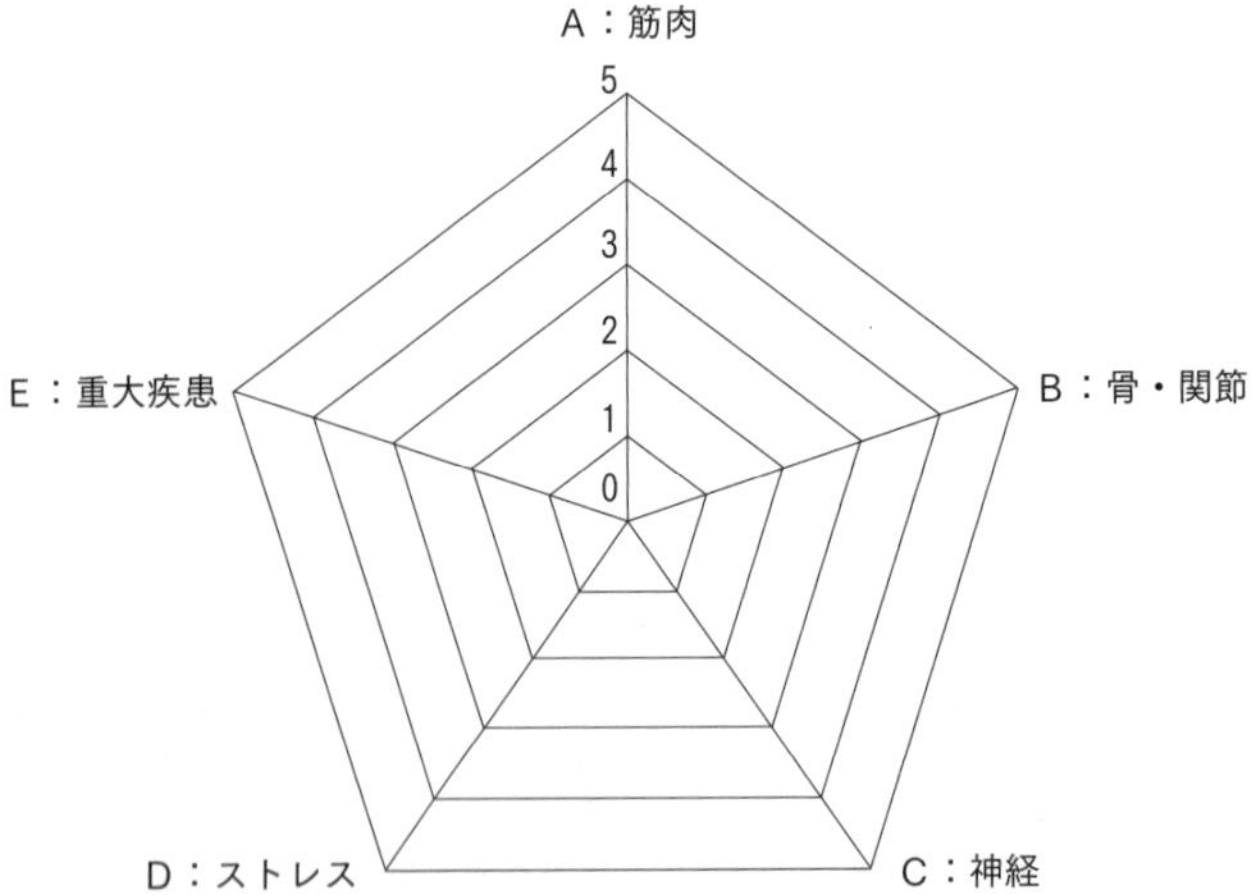

[図表15] 肩こり要因チェックリスト

(1)以下の項目に当てはまるものにチェックをしてみましょう。

A項目ー(筋肉)

□ 以下の病気を1つ以上持っている。
　□ 心臓病　□ 糖尿病　□ 膠原病　□ 筋疾患　□ 甲状腺疾患
□ よく足がつる。
□ 最近運動不足だと思う。
□ インスタント食品をよく食べる。
□ あちこちの筋肉がこわばりやすい。　　**合計 ＿＿＿ 点**

B項目ー(骨・関節)

□ なで肩(鎖骨の外側の端が内側よりも下がっている)と言われたことがある。
□ 肩の高さが左右で違う。
□ 猫背だと言われたことがある。
□ 頭が平均よりも大きいと思う。
□ ストレートネックなど頚椎の異常を指摘されたことがある。
合計 ＿＿＿ 点

C項目ー(神経)

□ 時々、手指に痛みやしびれを生じる。
□ 腕や手に力が入りづらい。
□ 吊革につかまっていると手がしびれてくる。
□ よくつまずいたり、転んだりする。
□ 頻尿、尿意切迫感あるいは残尿感がある。　　**合計 ＿＿＿ 点**

D項目ー(ストレス)

□ 最近やる気が出ない。
□ 職場や学校、家庭でストレスが増えている。
□ 睡眠不足である。
□ いろんなことに自信が持てない。
□ メンタルクリニック、心療内科に通っている。　　**合計 ＿＿＿ 点**

E項目ー(重大疾患)

□ 首を動かすと痛む。
□ 夜間や安静時に首の痛みが出る。
□ 首のまわりのリンパ腺が腫れている。
□ ガンの既往がある。
□ 顔色が悪いとよく言われる。　　**合計 ＿＿＿ 点**

第2章

対策編・肩こりは自分で治せる

――生活習慣の見直しと効果的な運動法

自分の肩こりタイプに合った対策を

肩こりがひどいと、そのあまりのつらさから、ついこんなふうに思いがちです。

「ああ、もう嫌だ！」
「頼むから消えてくれ！」
「ああ、もうどうにかして！」

お気持ちはよくわかります。

ですが、いくら恨《うら》めしく思ったところで、つらい肩こりがきれいさっぱり消えてなくなるわけではありません。かえってストレスが高まり、余計に肩こりがひどくなるかもしれない。いいことなど何もないのです。

大事なことは、発想を変えることです。

前にも述べたように、人の体は理由もなく痛みなどの不快な症状を発することはありません。肩こりも同じです。必ず何かしら原因があります。**こりや痛みなどの不快**

な症状はそれを知らせるためのメッセージです。

しかもそのメッセージは、ほかの誰でもない、あなただけに封を切って読んでもらいたい、いわば**親展扱いの手紙**です。人は体形も違えば、仕事も生活習慣も違います。あなたの肩こりは、あなただけのものです。

ですから、その手紙には、あなたの不快な症状が何に起因しているのか、それをひも解くためのヒントが、あなたのためだけに記されています。

メッセージは、最後にこう結ばれているはずです。

「一刻も早く原因を正しく理解し、それにふさわしい効果的な対策をお願いします。そうでないと、いつまでたってもこの肩こりは治りません」

肩こりの不快な症状は、そのように理解し、受け止めるべきです。

幸い本書を手に取り、ここまでお付き合いいただいた方は、肩こりの原因は何なのか、大枠のところはご理解いただけたと思います。第1章末のチェックリストによって、ご自身の肩こりのタイプを確認していただけたはずです。

第2章では、このメッセージに込められたヒントを解析していきましょう。

まず、第1章の終わりで記入したチェックシートで自分の肩こりのタイプがわかったら、本章の冒頭に掲載した「タイプ別肩こり対策リスト」で自分に合った対策を確認してみてください（図表16、144〜145ページ）。

肩こり対策の二本の柱

さて、ここからは、ご自身の肩こりのタイプにしたがい、ふさわしい、効果的な対策に取り組んでいただきたいと思います。対策は、

①生活習慣の見直し
②マッサージやストレッチ、エクササイズの活用

という二つの大きな柱に分けて用意しました。

肩こりは通常、複数の要因が関係し、複雑にからみあっています。ですから筋肉の問題がメインのタイプとしても、その対策だけやればいいというわけではありません。当然、骨・関節由来の肩こりで中心となる姿勢の矯正なども必要になります。

肩こりを治すには、その人のメインのタイプを中心に、関係している可能性の高いその他の要因に対しても、広く、横断的にアプローチする必要があるわけです。

このため各対策項目には、どの肩こりのタイプに有効なのか、A～Eのタイプ別に記載しています。冒頭でチェックしたご自身の対策チェックシートを見て、必要な項目を選んで取り組むのが効果的です。

肩こり対策の効果が現われるまでには少なくとも一カ月はかかります。

ですから、まずは一カ月、継続して取り組んでみてください。

そして一カ月後、序章で紹介した肩こり重症度チェックリストをもう一度やってみましょう。きっと肩こりの程度が軽くなっているはずです。

□ 肩甲骨を持ち上げる訓練。
胸郭出口症候群の人は肩甲骨の位置を持ち上げて、神経・血管の通りを良くします。

□ 首のこねくり回しは厳禁。
こり感を取ろうとして首を無理に動かすと、頚椎の病気を悪化させる危険があります。

□ 手足に脱力感が出たり、転びやすくなったら病院へ。
脊髄の障害で運動機能が悪化した場合には、急いで治療を受ける必要があります。

D項目－心因性の要因が強い人

□ 毎日楽しみをもって生活する習慣を。
楽しみがない生活は抑うつを招き、肩こりがひどくなるので注意します。

□ 週2～3回は汗をかく運動を心がける。
汗をかくことで自律神経も鍛えられ、新陳代謝も活発になります。

□ 持病が肩こりなら"ありがたい"と思う心をもつ。
肩こりが最大の悩みなら、他に大病がないと感謝するぐらいのゆとりを。

□ ストレスは消し去ろうとせず、うまく付き合おうと捉えよう。
人間にとってストレスは必要でもあります。共存する気持ちで。

□ 乗り越えられない悩みはプロに相談を。
多くの人がメンタルクリニック等に通っています。遠慮せずに受診を。

E項目－重病が疑われる人

□ じっとしていても痛む人はすぐに病院へ。
夜間痛、安静時痛は悪性腫瘍がある人に生じやすい症状です。

□ 全身倦怠感がある人は血液検査を。
ガンや重篤な疾患は血液検査による発見率がかなり高くなっています。

□ 治療を受けていても改善しない人は、他の医療機関にも相談してみる。無効な治療を継続するのは無意味。遠慮せずに紹介を依頼すること。

まずは実行　応急処置リスト（3つ以上やるようにしましょう）

□ 週に3回、30分以上の運動（水泳やエアロビなどの有酸素運動）を行なう。
□ 規則正しい食事と睡眠を取る。
□ 肩こりを感じたら、肩甲骨（鎖骨）を持ちあげる体操を。
□ パソコン作業を30分続けたら、あご引き訓練を10秒入れる習慣を。
□ 肩こりが最大の悩みなら、"ありがたい"と思う心のゆとりを。

[図表16] タイプ別肩こり対策リスト —— 自分に合った対策を

A項目－筋肉由来の要因が多かった人

□ 持病の治療をちゃんと受ける。
糖尿病や甲状腺疾患はコントロールが重要。これを怠るとさまざまな病気を引き起こします。

□ 毎日適度な運動をする。
散歩などの有酸素運動は、体の筋肉をほぐし血流を改善させます。

□ 肩甲骨を動かす運動を心がける。
首を支える筋肉は、肩甲骨から出発します。肩甲骨を動かして首の筋肉をほぐします。

□ 添加物の少ない食品を摂るように心がける。
インスタント商品はリン酸が多く、肩こりが起こりやすくなります。バランスの良い食事をしましょう。

□ 肩甲骨まわりの筋肉をストレッチする。
筋肉の線維化を防ぎ、血流やリンパ流を改善させます。

B項目－骨・関節の要因が多かった人

□ 肩が疲れたら腕組みをする。
鎖骨が下がらないように、腕組みして肩の筋肉を休めます。女性もためらわずに！

□ 両腕を頭の上に乗せてリラックス。
鎖骨と肩甲骨を上に上げて、僧帽筋の緊張をゆるめます。

□ 同じ姿勢を長時間続けないように心がける。
同じ姿勢の連続は、同じ筋肉をずっと使い続けます。姿勢を変えて、筋肉を休めます。

□ ひじ掛け椅子を使用する。
ひじ掛けで腕の重みを支え、鎖骨下がりを防ぎます。

□ 背もたれにリクライニング。
パソコン作業が長くなったら、頭の重みを背もたれに移動して首への負担を軽くします。

□ あご引き訓練をする。
猫背を治して、首の筋肉や関節への負担を減らします。

C項目－神経の要因が多かった人

□ 電車やバスに乗ってのうたた寝は要注意。
首が過度に曲がった状態で振動が加わると、神経障害の危険が高まります。

□ 首の筋力訓練。
頚椎に異常が疑われる人は等尺性筋力訓練が安全で、病気の進行予防に有効です。

［1］生活習慣を見直す
――暮らしのなかでできる、肩こりの解消、予防法

［職場・日常生活］

姿勢のチェックを習慣にする　【A、B】

肩こりは主に僧帽筋の血行不良によって起こります。

いちばんの原因は、猫背やなで肩のような姿勢の悪さです。姿勢の悪さこそが、肩こりを招いているといっても過言ではありません。

ですから、肩こりの予防や改善には、日頃から「悪い姿勢」になっていないか、常に意識して、チェックするのを習慣にするといいでしょう。

具体的には、

・前かがみ（うつむき、下向き）になっていないか

・あご（首）が前に出ていないか
・背中が丸まっていないか
・肩が下がっていないか
・鎖骨が下がっていないか

などを意識するようにしましょう。

もしそうなっていたら、危険信号の点滅です。すぐに次項の「よい姿勢」に正すようにしましょう。

よい姿勢を常に意識する【A、B】

肩こりを起こしにくい「よい姿勢」は、前項の真逆の姿勢にあります。

すなわち、頭を上げ、あごを引き、背筋を伸ばし、胸を張った姿勢です。こうすれば、自然と肩も鎖骨も落ちにくくなります。

理想的なよい姿勢では、座ったときも、立ったときも、体の横のラインがまっすぐになります。具体的には、耳の穴（外耳孔《がいじこう》）と肩の先（肩峰《けんぽう》）と骨盤のすぐ下の出っ張り（大転子《だいてんし》）を結ぶライン、さらに足首のくるぶしまでが縦にきれいな直線を描きます。

悪い姿勢の人は、このラインがまっすぐになりません。このラインを正確に確認するには真横からチェックする必要があるため、できれば、ご家族や友人などに見てもらうのがいいと思います。

日頃から、座っているときは「外耳孔 - 肩峰 - 大転子」、立っているときは「外耳孔 - 肩峰 - 大転子 - くるぶし」を結ぶラインが一直線になるように意識し、よい姿勢を保つように心がけましょう。

同じ姿勢を三〇分以上続けない　【A】

筋肉にとって同じ姿勢を長い間ずっと続けるのは非常に大きな負担になります。よく一時間に一度は休憩をといいますが、オフィスでのパソコン作業などは僧帽筋を酷使するため、それでは長すぎます。もっと短い時間でブレークを入れるべきです。

具体的には、三〇分に一度は作業を止めて、乱れた姿勢を直し、緊張した筋肉をほぐしてやったほうがいいと思います。一般的に集中力も高いレベルで持続できるのは、だいたい三〇～四〇分程度でしょう。

もちろん筋力や集中力には個人差があります。もっと長い時間、作業を続けても大丈夫という人もいるでしょう。しかし、そういう人に限って、休むのも忘れてパソコンなどに向かいがちです。人は夢中になると、体のことなどつい忘れてしまいます。だからこそ早めにブレークを入れて、姿勢を正し、筋肉をケアする必要があるのです。

もちろん、三〇分を待たずに首のあたりに重苦しさなどを感じたら、それはあなたの体が発しているアラームと考え、すぐにブレークを入れるべきです。

その意味では三〇分はあくまで目安です。体の発するアラームに耳を傾け、何かしら不快な感じが出てきたら、一息入れるようにしてください。

[図表17] あご引き訓練

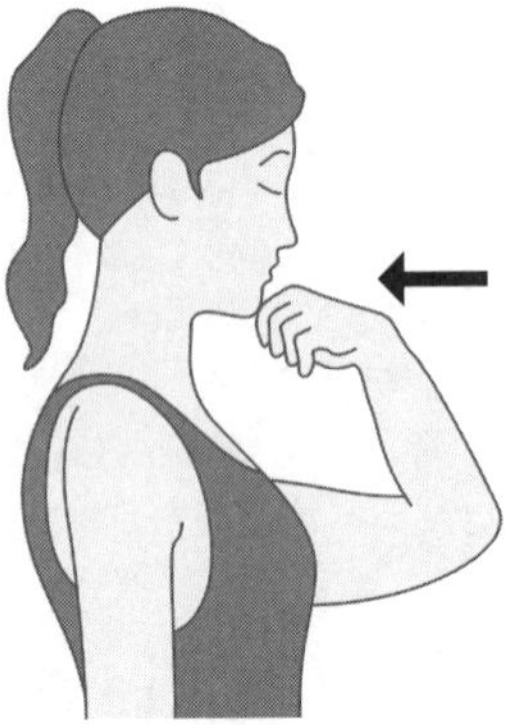

背筋を伸ばしたまま、10秒間あごを押す。

あご引き訓練で姿勢をリセットする【A、B】

三〇分を目安にブレークをする際、ぜひみなさんにやっていただきたい簡単に姿勢をリセットできる方法があります。「あご引き訓練」といいます。

やり方はとても簡単です（図表17）。

①片手を軽く握る
②あごを引く
③あごの先に握った手の指（指の付け根付近）を押し当てる
④少し力を入れて、一〇秒間、あごを押す

これだけです。

このポーズ、何かに似ていると思いませんか？

そう、ロダンの「考える人」です。あれは前かがみですが、あご引き訓練では、あのポーズを背筋を伸ばしてやるイメージといえば、理解しやすいのではないでしょうか。

あご引き訓練には、姿勢をリセットする効果のほか、首の筋肉を鍛える効果もあります。あごを引いて手で押すと、あごは押し返そうとします。そうやって押し合いをすることで首の筋肉を鍛えることができます。

もう少し本格的な訓練としては、「（頚部）等尺性筋力訓練」と呼ばれるものがあります（図表18、153ページ）。

筋肉を刺激すれば、血流もよくなります。これも肩こり改善に寄与します。

人間誰しもこの姿勢がいいとわかっていても、それをずっと続けるのはたいへんですし、現実問題難しい。ですから、悪い姿勢になっていると気づいたら、即、あご引き訓練を行ない、元の正しい姿勢に戻してやる。そうすれば、慢性的な筋疲労が防げます。

トイレや信号待ち、電車のなかなどでも、「あ、いけない！」と思ったら、あごを引いて、押す。

それを習慣にするようにしましょう。


肩甲骨が下がらないように「三つの動作」を意識する【A】

ブレークタイムにはもう一つ、あご引き訓練といっしょに、ぜひみなさんにやっていただきたいことがあります。

それは、誰にでも簡単にできる、

①両手を頭の上に突き上げる
②両腕を頭の上で組む
③胸の前で腕を組む

[図表18]（頸部）等尺性筋力訓練

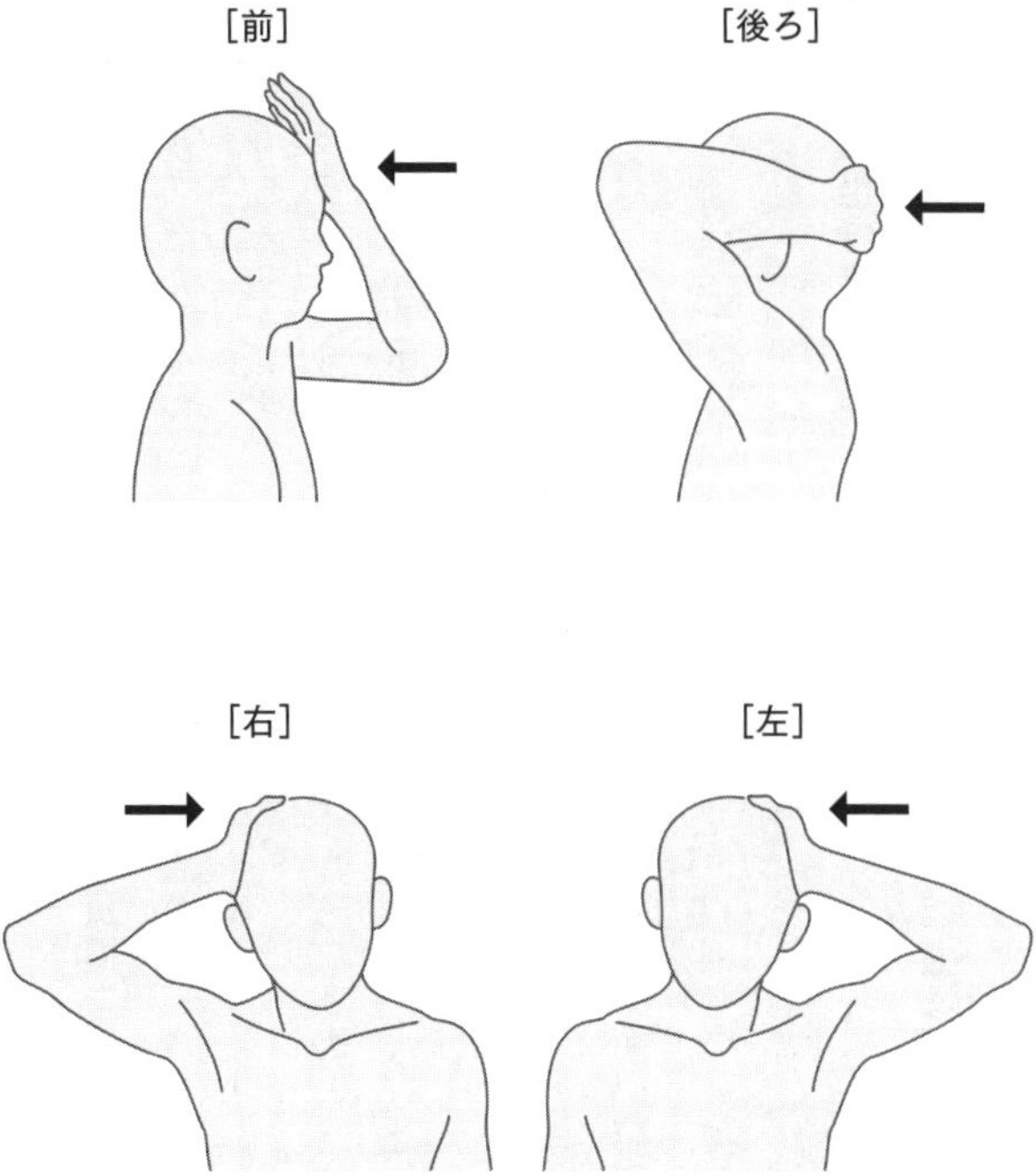

前後左右から頭を押さえることで、首の筋肉を鍛えます。

という「三つの動作」です。

これらは肩甲骨が下がるのを防ぎ、僧帽筋の負担を軽減します。三〇分を目安に、こり感が出てきたなと思ったら、ブレークを入れて、これらの動きをやるようにしましょう。

もしリクライニング機能の付いている椅子なら、このときあわせて**「ハンモック姿勢」**をとるといいと思います。ハンモック姿勢とは、背もたれを後ろに倒して体を預け、両手で頭の後ろを軽く抱えるような姿勢をいいます。ハンモックに横になると、自然とこの姿勢になる人が多いことから、こう呼ばれています。

この姿勢は、肩甲骨の前の筋肉がいちばん弛緩しやすい姿勢です。リラックス効果も高い。ブレークで一息入れるにはもってこいです。

椅子には「坐骨で座る」【B】

姿勢のよし悪しは、座り方でずいぶん変わってきます（図表19）。

みなさん、やりがちなのが、椅子に浅く腰かけ、背もたれに寄りかかるような座り

[図表19] 仙骨座りと坐骨座り

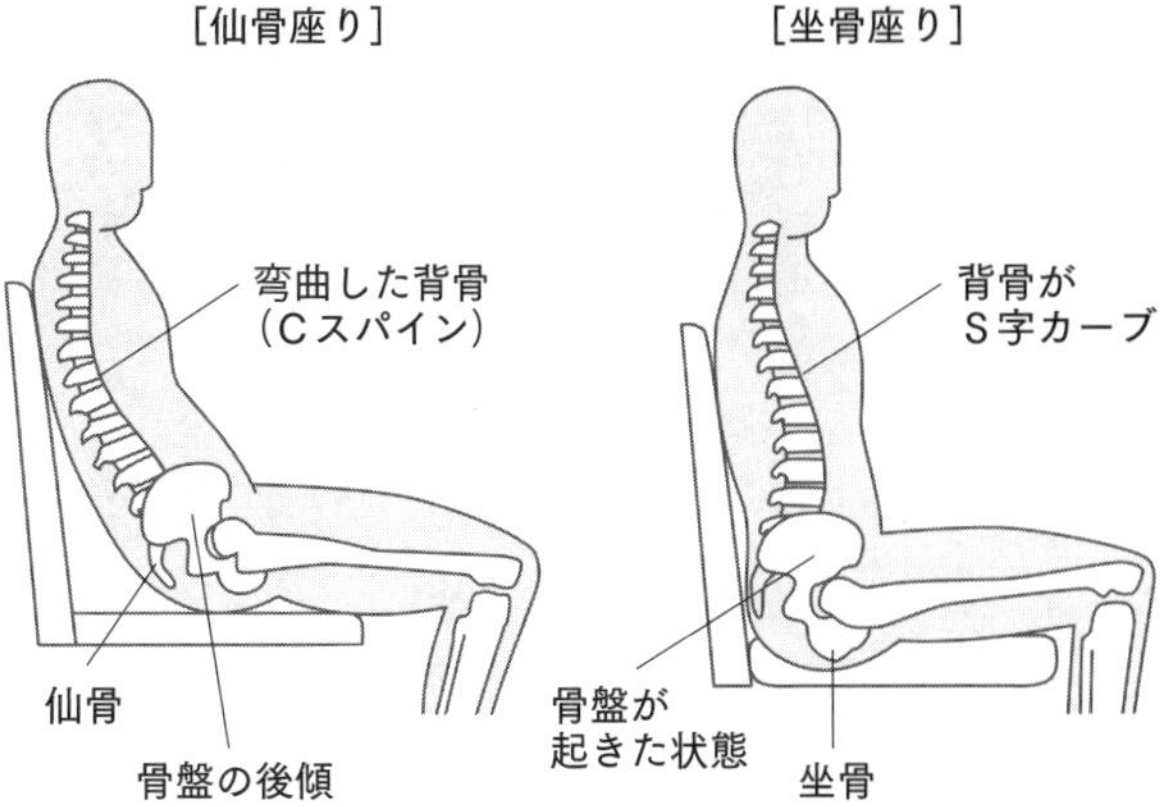

方です。腰が前方に落ち込んで、おへそが上を向き、背中が丸く、猫背になります。骨盤が後ろに落ちて、仙骨で座ることになることから**仙骨座り**といいます。

仙骨座りは、横から見ると、背骨がC型に弯曲していることから「Cスパイン（C型脊椎）」と呼ばれます。猫背になりやすく、ストレートネックも発症しやすくなります。

Cスパインにならないようにするには「坐骨で座る」ことです。要領は至って簡単で、「椅子に深く腰掛け、背筋を伸ばして座る」、これだけです。

その状態でお尻の下に両の手を入れてみ

てください。座面に接するところに二つの突起した骨があるのがわかるはずです。それが坐骨です。読んで字のごとく座るための骨です。

坐骨で座ることを**坐骨座り**といいます。坐骨で座ると、背骨は自然と本来のS字の弯曲を描くようになり、Cスパインから猫背やストレートネックになるのを防止できます。

座るときは、坐骨を意識して、深く腰掛け、背筋を伸ばす――。

これを習慣にしましょう。

長時間椅子に座るときは〝腰当て〟を用いる【A、B】

坐骨座りを心がけているが、気づくと背中が丸まっている――。そんな人は、椅子に座るとき、**腰当て**を利用することを考えてみましょう。

腰当ては、クッション、座布団、バスタオル……、何でもかまいません。椅子に座ったとき、背骨がきれいなS字のラインになるような大きさのものを選びましょう。タオルの類《たぐい》は、丸めるか、たたむかして、ちょうどいいサイズに整えてください。

それらを腰に挟むと、Cスパインになるのを防ぎ、きれいなS字のラインを無理なく保つのを助けてくれます。前かがみの姿勢になる時間が大幅に減るので、その分、僧帽筋などへの負担も軽くなります。このため肩こりもかなり楽になります。

市販の専用のクッションなどもありますが、人の体は百人百様で、背骨のカーブなどもみなさん微妙に違います。既製品がぴたりと自分の体に合えばいいですが、そうでないこともままあります。

その点、家にある座布団やバスタオルなどであれば、重ねたり、丸めたり、折りたたんだりして、ちょうどいいサイズに調整が可能です。

トライ・アンド・エラーが利く分、使い勝手もいいのではないでしょうか。

Cスパインになりがちな人は、家にあるバスタオルでも丸めて、一度試してみるといいと思います。きっと肩が軽くなるはずです。

腰痛のある方は、あわせて椅子に座るとき、太腿（膝の裏に近いあたり）の下にクッションやバスタオルなどを挟むといいと思います。市販の専用のグッズもあります。腸腰筋《ちょうようきん》という筋肉の緊張が緩むので、腰の負担や痛みが軽減されます。

ソファーに座るときも腰当てを利用する　【A、B】

座面や背もたれが柔らかいソファーは、腰が沈み込んで背中が丸くなりがちです。ふわふわのソファーは、最初の座り心地はとてもいいですし、いかにもリラックスできそうですが、長時間座っていると、腰や背骨に大きな負担となります。ソファーでのパソコン作業などは、姿勢の悪さから僧帽筋などへの負担を強います。やめるべきです。

姿勢が悪くならないようにするには、前項と同様に、クッションなどの腰当てを利用することです。腰が沈み込み、背中が丸くなるのを防ぐことができます。

「椅子坐禅」で姿勢を整え、リラックスする　【A、B、D】

肩こりの予防や改善には「外耳孔 - 肩峰 - 大転子を結ぶラインが一直線になる」、よい姿勢、正しい姿勢が欠かせません。

そのよい姿勢を体に覚えこませるのにとても効果的な方法があります。

それが**椅子坐禅**です。

読んで字のごとく「椅子を使った坐禅」のことです。本格的な坐禅と違って、椅子を使う坐禅なら、オフィスでも気軽に行なうことができます。

要領はこうです。

①椅子に座る前に体をほぐす

肩を上下に動かす、肩を軽く回す、首を前後左右に軽く動かす——。それぞれ二、三回行ない、上半身をリラックスさせる。深呼吸を二、三回する。

②坐骨で椅子に座る

突起した二つの骨（坐骨）が座面にくるように意識して、椅子に深く腰掛け、背筋を伸ばして座る。両足は肩幅に開き、少し手前に引く。足裏はきちんと床につける。かかとが浮く場合など必要に応じて椅子の高さを調整する。

③坐禅の体勢を整える

・あごを引き、息を吐きながら、全身の力を抜く。
・下腹に右手を置き、左手を重ね、両手の親指の先を軽く合わせる。

・体を左右に二、三度揺らし（左右揺振）、姿勢を整える。
・二、三回大きく息を吐き出し、呼吸を整える。

④坐禅に入る

坐禅に入ったら、海辺や草原など気持ちのよい景色などをイメージして、五分ほど心身をリラックスさせる。

⑤クールダウンを行なう

体を左右に二、三度揺らし（左右揺振）、心身をほぐす。心地よい余韻とともに坐禅を終える。

肩こりは筋肉や姿勢などのほかにストレスが関係しているケースが少なくありません。心身をリラックスさせるという意味で、椅子坐禅はストレス対策にもなります。休憩時間などを利用してぜひやってみるといいのではないでしょうか。

椅子はひじ掛け付きのものを使う【A、C】

椅子は、できればひじ掛け付きのものを使いましょう。

前にも述べたように、**腕の重さは片腕で体重のおよそ八%程度**もあります。両腕なら一六%です。一〇キロ前後の重量が肩にかかる。大変な負担です。

その点、ひじ掛けの付いた椅子なら、パソコン作業などの際にひじが宙に浮いてしまうのをカバーしてくれますし、作業に疲れたときなどはひじを預けて休ませることもできます。

肩にかかる負担を大きく軽減することができるわけです。

ただし職場によっては、「ひじ掛け付きの椅子は課長級以上」などの決まりがあったりするようですので、なかなか難しいケースもあると思います。

その場合は、パソコン作業などのとき、なるべくひじを浮かせず、机の上に置くように意識することです。そうやって肩にかかる負担を少しでも軽くすることを考えましょう。

また自宅の書斎などで椅子に座る機会や時間の多い方は、思い切って肩こりの予防や改善のために高機能の椅子を購入するのもいいかもしれません。
具体的には、

・ひじ掛けの高さが調整できる
・リクライニングが可能
・ヘッドレストがついている

などの機能がついているものがいいと思います。肩への負担を軽減し、同時に首から上肢に向かう神経を緩めることが可能です。筋肉や神経への負荷がない体勢に身を委ねることで、精神的なリラックス効果も期待できます。椅子の肩こり対策としてはベストといえます。

椅子と机の高さを合わせる【A、B】

椅子と机は、高すぎても低すぎてもいけません。高さが合わないと、せっかくいい姿勢をつくっても、すぐに崩れてしまい、必ず僧帽筋などに負担を強いるようになります。

ちょうどいい椅子と机の高さは、だいたい次のようなものです。

①椅子に深く腰かけ足の裏を床につけたとき、膝頭がお尻より気持ち高くなる
②ひじを机の上に置いたとき、ひじの角度がちょうど直角になる

これに合うように椅子と机の高さを調整しましょう。

高さ調整の機能がついていない場合は、机の脚に台になるものをはさむとか、踏み台や硬めの座布団などで椅子の座面の高低を調整するなどの工夫をするといいと思います。

うたた寝に注意する【B、C、E】

電車などでよくうたた寝をする人は、首を傷める恐れがあるため注意が必要です。

うつむいたまま、横にかしげたまま、上を向いたままという姿勢は、首への負担がとても大きく、頚椎の関節を傷めやすいのです。特に上を向いてそっくり返るようにして寝るのは、非常に危険です。頚椎症を起こしかねません。

もともと肩こりのある人にとっては、患部をさらに刺激し、いっそうこりや痛みなどを悪化させる要因になります。くれぐれも注意しましょう。

パソコンの使い方を工夫する【A、B、C】

パソコン作業は、僧帽筋への負担が大きく、オフィスにおける肩こりの大きな原因の一つといえます。いちばんの対策は、こまめに姿勢をリセットすることです。三〇分を目安にあご引き訓練や三つの動作を行なうようにしましょう。

ひじを宙に浮かさないことも大事です。ひじを浮かせば、腕の重みがそのまま肩にかかってしまいます。机の上にひじを置いて作業するように心がけましょう。ひじ掛け付きの椅子を使っているなら、ひじ掛けを有効に使うようにしてください。

またノートパソコンの場合は、デスクトップ型のパソコンに比べてモニター画面の

位置が低く、どうしても目線が下がるため、前かがみになりがちです。

これを避けるには、ノートパソコンをモニター画面が目の高さより少し下の位置にくるまで上げるといいと思います。そのための専用の台が市販されていますし、ちょっとした書類ケースのようなものを台にして載せるのでもよいのではないでしょうか。

その場合、キーボードは外付けになりますが、安いものなら一〇〇〇円台からあり、金銭的な負担はさほどではないと思います。

スマートフォンの使い方を工夫する　【A、B、C】

スマートフォンで肩こりに悩む人が増えています。うつむき姿勢での長時間使用が首や僧帽筋にダメージを与えるためです。

これを避けるには、

①長時間の使用を控《ひか》える

②うつむき姿勢にならないようにスマートフォンをなるべく顔の近くまで上げる
③腕が宙に浮かないようにする

などの対策が必要になります。

長時間の使用は、眼精疲労なども招きます。こり感や目の疲れなどを感じたら、とにかく休む。ブレークを入れる。そして「あご引き訓練」や「三つの動作」を入れましょう。

スマートフォンは、画面の位置が下がれば下がるほど、首も曲がり、顔も下を向きます。猫背やストレートネックになりやすくなります。ですから、スマートフォンはなるべく顔に近い位置まで上げて、操作するようにしましょう。

また首や僧帽筋に負担をかけないために腕が宙に浮かないようにするのも大事です。具体的には、両手で操作する場合は、なるべく脇を締めて、あばら骨のあたりに両ひじを当てるようにして支えに利用するといいと思います。

片手で操作する場合は、腕を組む要領で片方の腕を下にして、その上にスマートフォンを持つほうの腕を乗せ、支えにするといいと思います。

ただしこの方法だと、スマートフォンを持つほうの腕は楽ですが、支えるほうの腕はしばらくすると疲れてきます。そこで疲れてしまわないうちに、同じ要領でこまめに腕を替えてやるといいと思います。

電車で椅子に座っているときなどであれば、足を組むなり、膝の上にカバンなどを置くなりして、その上にスマートフォンを操作する腕を乗せて、支えにするといいでしょう。

利き手、利き足、利き目に頼らない　【A、B】

筋肉由来の肩こりは、しばしば体の半分（右側だけ、左側だけ）に出ます。

利き手や利き足、利き目ばかり使うことで、筋肉のバランスが崩れてしまい、片側にばかり負担がかかってしまったり、骨組みがゆがんだりするのが、大きな理由の一つとして考えられます。

これを防ぐには、

・片方の足だけで足を組まない
・利き手だけで荷物を持たない
・いつも同じ肩にカバンをかけない

など手足を**左右バランスよく使う**ように心がけるといいと思います。
目に関しても同様で、利き目ばかり使っていると片眼を酷使することになり、眼精疲労を起こしやすくなります。思いついたら、利き目を休ませ、利き目ではないほうの目も使うようにしましょう。

歯の噛み合わせを治す【A】

あごの関節や筋肉が痛む**顎関節症の人には肩こりが多い**ことが知られています。

あごの関節が悪い人は、あごの筋肉がものすごく緊張して硬くこわばっています。

それが首から肩、背中へと広がることで肩こりが起こります。

あごの筋肉は、首から肩、背中の僧帽筋に連動しているのです。

顎関節症の原因の一つに数えられているのが、**嚙み合わせの悪さ**です。嚙み合わせの悪さは、顎関節症を引き起こし、肩こりの原因になっている可能性があるわけです。

ですから、なかなか肩こりがよくならず、あごの関節や筋肉に痛みがある人は、ひょっとしたら、嚙み合わせの悪さが原因の顎関節症かもしれませんから、一度、専門の歯科を訪ねて相談してみてはどうでしょうか。

嚙み合わせを治せば、顎関節症とともに、肩こりも治る可能性があります。

[服装・おしゃれ]

鎖骨の位置と両肩のバランスを意識する　[A、B]

装《よそお》いを整える際には、鎖骨の位置と両肩のバランスを意識するようにしましょう。

そのために大切なことは、鏡を見るたびに、

①本来V字の鎖骨が下がっていないか
②左右の肩の高さが違っていないか

という二つの点を確認するのを習慣にすることです。鎖骨や肩の位置を通して肩甲骨が下がっていないか、チェックすることができます。

そのうえで肩甲骨の位置がズレないように、

・肩がけのバッグは同じ肩だけで持たず、ときどき持ち替える
・手提げのバッグや荷物なども、ときどき持ち替える

などを意識して行なうようにしましょう。

鎖骨が下がっている場合は、肩甲骨を上にあげる運動が必要になります（202ページの「下がり鎖骨を治す」参照）。

肩のこらない装いを心がける【A、B、D】

人によっては、ファッションそのものが肩こりの原因になることがあります。肩こりがなかなか治らない人は、案外、そんなところにも原因が潜んでいるかもしれません。

なるべく肩のこらない装いを心がけるようにしましょう。

特に女性の場合は、

- タイトな服装は避ける
- 重い服装や厚着は避ける
- 重いアクセサリーは避ける
- サイズの合っていない下着は避ける

などに注意するといいと思います。

これらの装いは、いずれも肩こりの原因になります。タイトな服装は、体の動きを制約するため、とても疲れやすいですし、スタイルを気にするあまり、無理してワンサイズ下を選んだりするのは、わざわざ僧帽筋を緊張させるようなものです。重い服装や厚着もそうです。それこそ革のコートなどを一日着て歩いたら、夕方には肩が痛くてたまりません。

締め付け感の少ない、なるべく軽い服装を心がけましょう。冬場はダウン製品などのように軽くて保温効果の高いものを上手に活用するといいと思います。

また重いネックレスなども首に負担がかかりますので、身に着けないほうがいいです。

サイズの合わない下着もしばしば肩こり（締め付け感）の原因になります。ブラジャーのストラップが体に食い込むような場合は、一度、下着売り場の専門のスタッフに相談してみてはどうでしょう。

体に合ったブラジャーにすれば、肩こりの解消だけでなく、猫背の矯正《きょうせい》にもつながります。

首や肩を冷やさない　【A、C】

冷えは肩こりの大敵です。血行を悪くするからです。また、神経痛を持っている人では、冷えにより症状が増すことが知られています。肩こりの予防や改善のためには首や肩を冷やさないことが何より大事になります。

たとえば、冷房に当たることが多く、また肌の露出が多くなりがちな夏場であれば、

・首まわりを露出した服装は避ける

・ストールやカーディガンなどを用意しておく

などを心がけ、首まわりの保温に努めるようにしましょう。また意識して体を動かし、血行をよくすることも大切なポイントです。

［睡眠］

首のカーブの保持と寝返りのうちやすい枕を選ぶ　［B、C、D］

朝起きると、首や肩が痛くてだるい、重苦しい――。もしそんな症状があるなら、枕が原因になっている可能性があります。人生の四分の一以上の時間は睡眠に費やしているのですから、睡眠中の枕の果たす役割は大きいといえます。

首の骨はゆるやかなカーブを描いています。仰向《あおむ》けになったとき、このカーブのラインをやさしく支えてくれるのが、肩こりを起こしにくい、基本的によい枕です。よい枕を使うと、肩甲骨周囲の緊張を和らげることができ、重力から背骨が解放され、軟骨や靭帯、あるいは神経にも休息の時間を与えることができます。

一般的に、

・高すぎる枕
・低すぎる枕

・柔らかすぎる枕
・幅が狭すぎる枕

などは、よくないとされています。高すぎると首が起こされて彎曲が消えてしまいますし、逆に低すぎると首が反《そ》ってしまう。柔らかすぎるのも頭が枕にめりこんで低すぎる枕と同じようになるし、幅が狭すぎると寝返りをうったとき頭が落ちてしまいます。

一般的に枕の高さは、仰向けなら五〜七㎝、横向きの場合はその二倍程度とされますが、これはあくまで目安で、理想的な枕の高さは個人差が大きく、人それぞれ違います。角度でいえば、中間位（約一五度前屈）がもっとも安定し、リラックスした姿勢ができます。

それを踏まえたうえで、あえて肩こりになりにくい理想の枕を定義するとしたら、こうなります。**「首のカーブを保ちつつ、横を向いたとき違和感がなく、自由に寝返りがうてる枕」**――。

肩こりのある人にとって、寝返りが自由にうてるかどうかは、とても大切なポイントです。人間は睡眠時に五〇回を超える寝返り動作をしているといわれています。仰向けでずっと寝ていると背中にむくみが生じます。むくみは、血液中の体液が血管外にしみ出すなどして、皮下組織に水分が過剰にたまった状態をいいます。むくみが出ると血行も悪くなります。血行不良は肩こりの根本的な原因です。

ですから、首のカーブの保持と寝返りのうちやすさの二点を重視して枕選びをするといいと思います。

なお枕だけでなく、掛け・敷布団、ベッドなども含めて、肩こりによさそうだからと非常に高価な寝具をそろえる方がいらっしゃいますが、お勧めしません。

肩こりは人それぞれで、肩こりのタイプはもとより、年齢、体形などさまざまな影響を受けますから、硬さや柔らかさなどの受け止め方も千差万別です。

最適かどうかは個人差が大きく、高価な寝具をそろえても効果があるとは限りません。たとえ最高級の羽毛の寝具などであったとしても、いざ使ってみたら、自分にはちっとも効果がなかった、などということは少しも珍しいことではないのです。

金銭的、精神的な痛手を考えたら、高価なものは購入しないほうがいいと思います。

実際、高価な枕は何の役にも立たなかったのに、バスタオルを丸めて枕にして寝たら、たちまち肩こりが消えた、という人もいます。いきなり高価なものを買うのではなく、安い物、手近にあるもので、まずはいろいろ試してみるのがいいのではないでしょうか。

寝つきのよくない人は抱き枕を使って横向きで寝てみる【B、D】

肩こりが原因で寝つきの悪さや不眠に悩む方がいます。そういう方に試していただきたいのは、**抱き枕を使って横向きで寝る方法**です。

人は仰向けで寝ますが、こんな寝方をする動物はほかにはいません。それを考えれば、軽く丸まって寝るのは動物の基本の寝る姿勢なのかもしれません。そうすることで筋肉や関節を適度に弛緩し、休ませているのではないでしょうか。

ですから人間も動物にならって横向きで寝てみる。それには抱き枕がうってつけで、寝つきの悪さの解消にももってこいです。

寝つきのよくない人は、布団に入っても、なかなか寝る位置が決まらない、という人が少なくありません。その点、抱き枕があれば、寝るポジションの収まりがよくなる。その収まりのよさが、安心感となって、入眠を円滑にしてくれます。

また抱き枕を使うことで、就寝中によく寝返りをうつようになることも期待できます。寝返りは体が無意識のうちに行なうストレッチです。筋肉の疲れをとったり、バランスの悪くなった関節を調節したりしているのです。

抱き枕をずっと抱いて寝ている人はまずいません。途中でどこかに行ってしまってもぜんぜん気にする必要はありません。

なお寝る姿勢でお勧めできないのは、うつぶせです。うつぶせの姿勢そのものは、背中の筋肉の緊張を緩めるので、肩にも腰にもいいのですが、就寝時などに長時間その姿勢をとるのはやめたほうがいいと思います。

うつぶせだと、寝返りをうつのが難しくなるし、首を左右どちらかに思いきり曲げた状態で寝ることになり、その負担が大きすぎるからです。

寝不足も寝すぎも禁止　【A、B、D】

肩こりの予防、改善には質のよい睡眠が欠かせません。それには寝不足がよくないのは誰でも経験的に知っていますが、**寝すぎもよくない**ということは意外と知られていません。

寝不足は、筋肉の緊張など心身のストレスを高め、肩こりを悪化させます。また寝すぎると、静脈の循環が悪くなり、体がむくんできます。関節への負担もあります。またバイオリズムの乱れも招きます。寝すぎるとだるいのはそのためです。

平日の睡眠不足を週末の寝だめで補う方は多いと思いますが、寝すぎのマイナスを考えると、**普段の起床時間プラス二時間くらいまで**がいいのではないかと思います。

肩こりには寝不足も寝すぎも禁止——。

週末の寝だめは、どうかほどほどに。

［入浴］

お風呂には肩までつかる　［A、D］

こりの原因は筋肉が緊張し、血管を圧迫することによる血行不良です。緊張した筋肉は温めると弛緩し、圧迫がゆるみます。このため血行がよくなり、たまっていた疲労物質も血管に排出され、流されていきます。結果、肩こりもほぐれやすくなります。

ですから、肩こりでは患部を温め、血行をよくするのが有効です。いちばんいいのはお風呂です。入浴は肩こりの予防、改善に最適な方法といえます。

お風呂に入るときは、肩こりの患部の血行を促進するために、**肩までつかるのがポイント**です。そうすることで僧帽筋などの筋肉をほぐす効果が期待できます。

お風呂のサイズや形などによっては、肩までお湯につかろうとすると、首に負担がかかる場合があるかもしれません。その場合は、無理に肩までつかろうとせず、お湯に浸《ひた》した温かいタオルを首から肩にかけて、そっと乗せておきましょう。

それだけでも十分、血行を促す効果があります。

お湯の温度は、熱すぎないようにしましょう。一般的には、夏なら三八度前後、冬場は四〇度前後が適温とされますが、個人差があるので、「皮膚が痛くならない程度」というのを一つの目安にするといいと思います。

自律神経の乱れには半身浴が効果的【A、D】

肩こりはストレスが原因でも起こります。ストレス由来の肩こりは、自律神経に乱れが生じます。これを整えるには、胸のあたりまでお湯につかる**半身浴**が効果的です。体が温まり、心身がリラックスするのが、自律神経によい影響を与えるからです。

二〇分ほどかけてゆっくりつかるのがポイントです。冬場は首から肩周辺が冷えないように温かいお湯に浸したタオルをかけておくといいでしょう。

また温かいお湯につかるのとぬるめのシャワーを浴びるのを交互に行なう**交代浴**も自律神経を整えるのに効果があります。お湯につかるのは五分程度、ぬるめのシャワーは一、二分が目安です。これを二、三回繰り返すといいでしょう。

深部まで温熱が届く温泉の効用【A、D】

普通の水をわかしたお風呂は、湯度が高くなると皮膚が熱くて痛みを感じます。それが温泉の場合は、それほど湯温が高くなくても――つまり皮膚に痛みを感じるほどの湯温でなくても――、体の奥まで温熱が伝わります。

古来、温泉がさまざまな病の治療の場となってきたのは、体の深部への熱伝導がよく、**血行促進に有効**である、ということが経験的に実証されてきたからだと思います。

ですから温泉は、肩こり治療にもきわめて有効です。ただし、湯治のように長逗留《ながとうりゅう》でもしない限り、そうそう続けて温泉に入るわけにもいきません。

そこでしばしばみなさんが利用されるのが、温泉成分を含む入浴剤、いわゆる「温泉の素」です。「あれ、肩こりに効きますか?」と、よく患者さんに聞かれます。

結論からいえば、効能はあると思います。残念ながら、「温まりやすさ」を科学的に立証する術《すべ》はもちませんが、いい匂いがするとか、肌がすべすべするとか、乳白色のお湯を見るとほんとうの温泉に入っているような気持ちになれるとか、そうしたリラックス効果を高めるような感覚的なファクターが複合的に作用し、特に自律神経の乱れを整える効果があるのではないかと思います。

ですから、興味がある方は、一度試してみるといいかもしれません。

【メンタル】

ストレスの原因をなくすことを考える　【D】

ストレスが原因で起こる肩こりは、マッサージや各種のリラクゼーションなどで対症療法的にこりや痛みなどに対処しても根本的な解決にはなりません。

ほんとうに治そうと思ったら、肩こりのそもそもの原因である、仕事や人間関係などのストレスをなくす必要があります。

たとえば、借金で首が回らなくなっているのであれば、借金を何とかしない限り、いつまでたっても肩こりに悩むことになります。自分一人で解決できない場合は、親族や行政や弁護士などに相談することも考えるべきでしょう。

仕事でも人間関係などでも同じです。一人で抱えきれない問題は、信頼できる人間に相談するに限ります。そうやって少しでもストレスを減らす。それが何より大事になります。

ストレスは、少しでも改善の傾向が出てくると急激に減少していきます。ちょっとでも上向きになれば、希望が持てるようになるからです。ですから、**まずは一歩を踏み出し、前向きにストレスの原因をなくす**ことを考えましょう。

ストレスをストレスにしない【D】

ストレス性の肩こりで大切なことは、ストレスがあることをストレスにしないことです。逆にいえば、ストレス自体をストレスにしている方がとても多いのです。

人が生きていくうえでストレスは避けて通れません。まったくストレスのない、ストレスフリーの人生はありえません。

というより、ストレスというのは、しばしば人間にとって必要なものでもあります。仕事や人間関係のストレスにしても、それを乗り越えることで自分が大きく成長したり、より豊かな人間関係を築くきっかけになることは、けっして珍しいことではありません。

恋愛をめぐるストレスなどは最たるものです。失恋は誰にとってもたいへんつらいものですが、人生でただの一度も失恋を経験したことのない人とある人とを比べたら、どちらが味わい深い人生かといったら、それはどう考えても後者でしょう。

ストレスとは、ときに人生のスパイスの役割を果たしたりもするのです。

そのように考えれば、ストレスは排除すればいいというものではなく、ある程度は受け入れたり、立ち向かうべきものであることもわかっていただけるのではないでしょうか。

持病が肩こりならありがたいと思う　【D】

患者さんのなかには、脳のレベルで中枢性感作を起こしてしまい、こりや痛みの原因が取り除かれているのに、その後も強い症状を訴え続ける方がいらっしゃいます。

仕事や人間関係などで何かストレスでも抱えているのかと思い、たずねても、こういう方は、ほとんどが、「いいえ、別にありません」とおっしゃいます。

肩こりそのものがいちばんのストレスです、という方が多いのです。

こうした過剰に痛みを感じる患者さんに対しては、発想を転換してもらうためにこんなアドバイスもします。


「あなたは肩こりがいちばんのストレスだとおっしゃいます。でも、それがほんとうなら、あなたは幸せなほうです。もし、もっと深刻な症状があったら、ストレスどころではないからです。**肩こりがいちばんのストレスなら、幸せなほう**だと思って安心してください」


ストレスと向き合い、受け入れられるように、そうやって発想の転換を促《うなが》します。

先にも述べましたが、ストレスは少しでも改善すると、急激に減少します。

発想の転換は、そのための第一歩です。

乗り越えられない苦悩は専門家に相談する【D】

ストレス性の肩こりの場合、原因となっているストレスがどのような問題であれ、自分一人で解決できないことは、**一人で抱え込まないこと**が大切です。

一人で抱え込んでも、たいてい事態は悪くなるばかりで、いいことは何もありません。かえってストレスが大きくなるばかりです。

友人、知人、家族、親族などに相談したり、行政の相談窓口や弁護士、税理士などの専門家の力を借りることです。抑うつ感が強く、不眠なども続くようなら、心のこりを専門とするメンタルクリニックを受診することも考えましょう。

［持病・重大疾患］

症状がどんどん悪化するときは病院で検査を　【E】

糖尿病などの持病やガンなどの重大疾患が、肩こりの原因になることがあります。
この場合、特に注意が必要なのは、

①こりや痛みなどの症状が急激に悪化した
②入浴中など安静時でもこりや痛みなどがある
③手足の動きが悪くなった

という三つのケースです。

というのも、これらが起きる状況というのは、ガンなどの発症（あるいは再発、転移）や肩こりの原因になっている病気の悪化などが考えられるからです。命にかかわるかもしれない重大な事態といえます。

ですから、こりや痛みなどの肩こりの症状が**急にひどくなったときは要注意**です。入浴中などリラックスした状態でもこりや痛みなどが出る場合は、重大疾患の発症や持病の悪化などが疑われます。指先が使いづらいとか歩きにくいなどの症状が現われたときも同様です。

こうしたケースでは、早急に手術が必要な場合があります。すみやかに医療機関での診察を受けることをお勧めします。

【食事】

カルシウムとマグネシウムの摂取を心がける　【A】

筋肉の収縮には、カルシウムとマグネシウムが欠かせません。

これらが不足するとミネラルのバランスが崩れる電解質異常を引き起こし、筋肉が十分な力を発揮できなくなってしまいます。このため肩こりがひどくなったり、足がつりやすくなったりします。

ですから肩こりの予防や改善には、**カルシウムとマグネシウムの摂取**が欠かせません。肩こり対策では食事療法の基本といえます。

カルシウムは**牛乳、チーズ、ヨーグルト、小魚、海藻類**など、マグネシウムは**ナッツ類や大豆製品、ごま、玄米、ホウレンソウ**などに多く含まれます。

肩こりを抱えている人は、意識してこれらの食品を食べるようにしましょう。

水分を補給し、脱水を避ける【A】

肩こり対策では**水分の補給**も大事になります。水分が少なくなり脱水状態になると、血液の循環が悪くなってしまいます。

すると僧帽筋にたまった疲労物質をスムーズに運び去ることができなくなってしまいます。このため肩こりがひどくなったり、足がつりやすくなったりします。

ですから、水分の補給を心がけ、脱水を避ける必要があります。特に汗を大量にかく夏場は意識して水分をとるようにしましょう。

水分補給に際しては、カルシウムやマグネシウムが入っているミネラルウォーター

（アルカリイオン水）を利用するのもいいかもしれません。

筋肉疲労を防ぐ効果が期待できます。

酸化物の摂り過ぎには注意する【A】

酸化物の摂り過ぎは、筋肉の収縮する力を弱め、疲労しやすくさせます。

特に注意が必要なのはインスタント食品です。インスタント食品には、カルシウムと結合し、**筋肉疲労を招くリン酸**が含まれるからです。リン酸は、インスタント食品のほか、食品添加物として加工食品、ファストフード、調味料、清涼飲料水やお菓子などに含まれています。食べ過ぎは、筋肉疲労を招きやすく、肩こりの原因になります。

関連していえば、保存剤としてペットボトルの飲み物などさまざまなものに使われているビタミンCも酸化物の一種です。ビタミンCはアスコルビン酸という酸なのです。

昔は「宵越《よいご》しのお茶は飲んではいけない」といいましたが、いまは宵越しどころか二日も三日もペットボトルのお茶を飲んだりします。

保存剤としてビタミンCが入っているからです。

リン酸と同じように、やはり摂り過ぎはよくありません。

クエン酸を摂る　【A】

クエン酸には、**疲労物質の乳酸を分解**し、血液をサラサラにする働きがあります。このため肩こりに悩む人は、なるべくクエン酸を摂るようにすれば、血流をよくし、こりや痛みなどを改善する効果が期待できます。

クエン酸は、**梅干、レモン、グレープフルーツ、夏ミカン、いちご、桃、お酢**などに多く含まれています。意識して食べるようにするといいでしょう。

肩こりに有効なビタミン類を摂る　【A、C】

肩こりに特に有効なビタミンは、ビタミンB1、ビタミンB12、ビタミンEです。

ビタミンB1は皮膚や粘膜の健康維持を助ける働きがあり、**穀類のはい芽**（米ならヌカの部分)、豚肉、レバー、豆類などに多く含まれます。

ビタミンB12は赤血球中のヘモグロビン生成を助けるビタミンで、かきなどの魚介類やレバーなどに多く含まれます。

またビタミンEは強い抗酸化作用などで血行を促進する働きがあり、ナッツ類、かぼちゃ、たらこ、アボカドなどに多く含まれます。

いずれも肩こりの予防や改善には欠かせないビタミンです。これらのビタミンは、サプリメントを利用して効果的に摂取するのもいいと思います。

［2］上手にマッサージやストレッチ、エクササイズを取り入れる

［マッサージ］

「強く揉む・押す・叩く」は厳禁　［A、D］

肩こりにマッサージをすると気持ちがよくなります。これは緊張した筋肉をほぐし

て血流を増加させることと、リラックス効果があるからです。

ただし、強くやるのはいただけません。肩がこると、つい、強く揉んだり、押したり、叩いたりしがちですが、これをやると、**筋肉が内出血を起こし、再生するとき線維化といって硬い筋肉に置き換わってしまう**からです。その部分がしこりとなって硬くなってしまうのです。

こうなると血管をさらに圧迫するようになりますから、血流はますます悪くなってしまいます。しかも硬くなった筋肉は、さらに強いマッサージをしないと気持ちよくなりませんから、最後は木の棒や足で揉んでもらわないと満足しなくなってしまいます。

これでは、こりや痛みなどをほぐすつもりが、肩こりを悪化させるばかりです。

先日もある患者さんが、「肩がこると、いつも自己流で痛いところの筋肉をギューッと強く押さえるんです」とおっしゃっていましたが、その方の筋肉はコチコチでした。

ツボ押しグッズが手放せない方もよくいらっしゃいますが、それでぐりぐりやるのは、やはりよくない習慣といわざるを得ません。

自分ではそれで気持ちがいいと感じるのでしょうが、実はこりや痛みなどをほぐしているわけではなくて、ギューッと押すことによって痛みをごまかしているにすぎません。それどころか実際は、患部の筋肉をさらに傷つけている恐れが強いのです。

強すぎるマッサージは、かえって筋肉を傷めてしまう恐れがあります。**あとで揉みかえしがくるような強いマッサージは、絶対に避けるべきです。**

強く揉む・押す・叩くは厳禁、とおぼえておきましょう。

肩こりは、ただ**さするだけ**で楽になる【A、C、D】

上手なマッサージのポイントは、**軽くさする**ことです。

手で触れる神経と痛みを感じる神経は別の神経です。このため、こりや痛みなどのある場所を軽くさすってあげると、その刺激が痛みの神経をマスクして（覆い隠して）脳に優先的に届き、筋肉の緊張をほぐします。結果、こりや痛みなどが軽くなります。

軽くさすった刺激によって**交感神経が緩む効果**も期待できます。だから、楽になる。

ですから、強く揉んだり、押したり、叩いたりしたくなったら、さすることを考えましょう。強く揉む・押す・叩くは百害あって一利なし、です。

それより、軽くさする。こりや痛みなどがひどいときは、やさしく摩擦するようにさすって、患部を温めるといいと思います。血行がよくなり症状が緩和します。

自宅で家族の誰かに頼むときなども、「ちょっとさすって」と伝えましょう。ただ、さするだけですから、力はまったくいりません。

お子さんでも簡単にできます。

[ストレッチ]

肩甲骨を動かし、こりをためない　[A、D]

マッサージは緊張した筋肉をほぐし、血行を良くする効果があります。ただしマッサージで届く筋緊張は、どうしても体の表面が中心となってしまいます。体の深い部分にあるコアマッスル（体幹筋）の緊張をとるには、ストレッチが必要になります。

水泳オリンピック選手の指導をしている早稲田《わせだ》大学の金岡恒治《かねおかこうじ》先生によると、水泳の試合前の緊張した筋肉をほぐすため、やはりコアマッスルのストレッチを行なっているとのことです。

肩こりの場合、**ストレッチのポイントは肩甲骨**です。

肩こりは、姿勢の悪さなどが原因で首から肩、背中にかけてカバーしている僧帽筋に過重な負担がかかり、血行不良を起こすことで発生します。

僧帽筋は肩甲骨を吊り下げている筋肉ですから、肩を落とすような、肩甲骨が下に引っ張られる動きは特に負担が大きくなります。また首を突き出したり、前かがみになったりする動きも僧帽筋の緊張を高め、ひどく疲労させます。

ですから肩こりのこりや痛みなどを予防、改善するには、僧帽筋と連動している肩甲骨をたくさん動かしてあげることです。そうすることで肩甲骨が下がるのを防ぎ、僧帽筋の緊張を予防したり、ほぐすことができます。

肩甲骨をたくさん動かし、こりをためない――。

肩こりの予防や改善のためには、これがいちばん重要になります。

筋肉は動いていれば、同時にほぐれます。しかしずっと同じ姿勢を続けるなどすれば、どんどん緊張し、こりが発生します。デスクワークなどでは首の周囲の動きが少なく、僧帽筋は同じ姿勢を強いられがちです。その分、肩甲骨を動かしてあげないと、僧帽筋にこりがたまるのは当然なのです。

ですから、肩甲骨を動かし、僧帽筋の緊張をほぐしてあげる。そうやって筋ポンプの作用で血流をよくし、疲労物質を排出するようにしましょう。

肩甲骨を動かすには、鎖骨の動きを意識することです。肩甲骨は背中にあるので、自分では直接見ることができませんが、鎖骨と肩甲骨はつながっているため、鎖骨が動けば、連動して肩甲骨も動きます。

鎖骨の外側が上にあがると肩甲骨も上にあがります。

図表20は、肩甲骨を動かす基本的なストレッチの方法です。鏡を見ながら、鎖骨の動きを意識して行なうようにしましょう。

[図表20] 肩甲骨を動かすストレッチ

[肩甲骨挙上(肩をすくめる動き)]

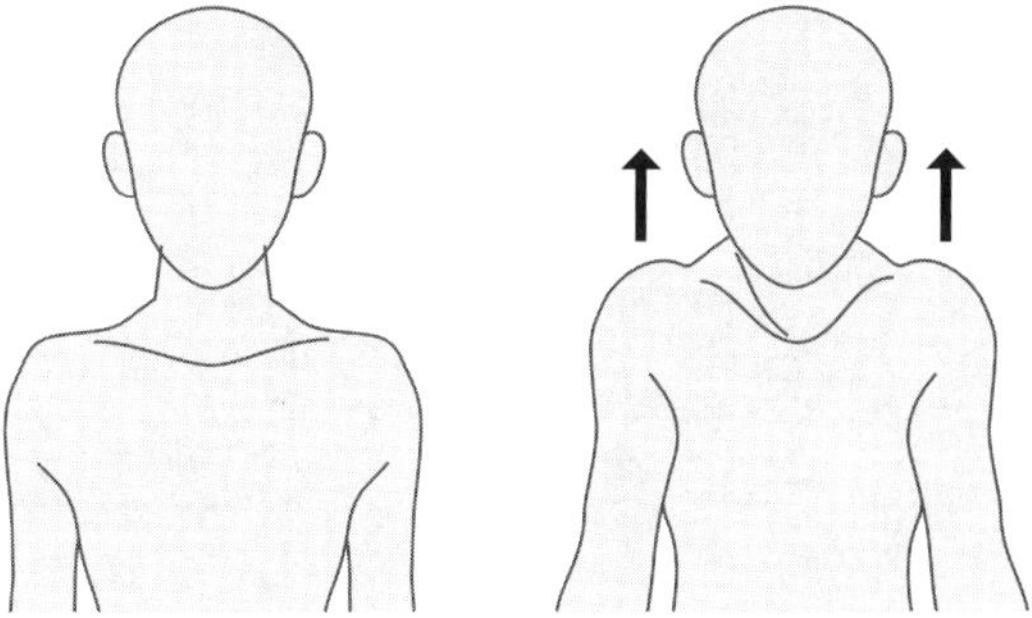

[肩甲骨内転(肩甲骨を内側にくっつける動き)]

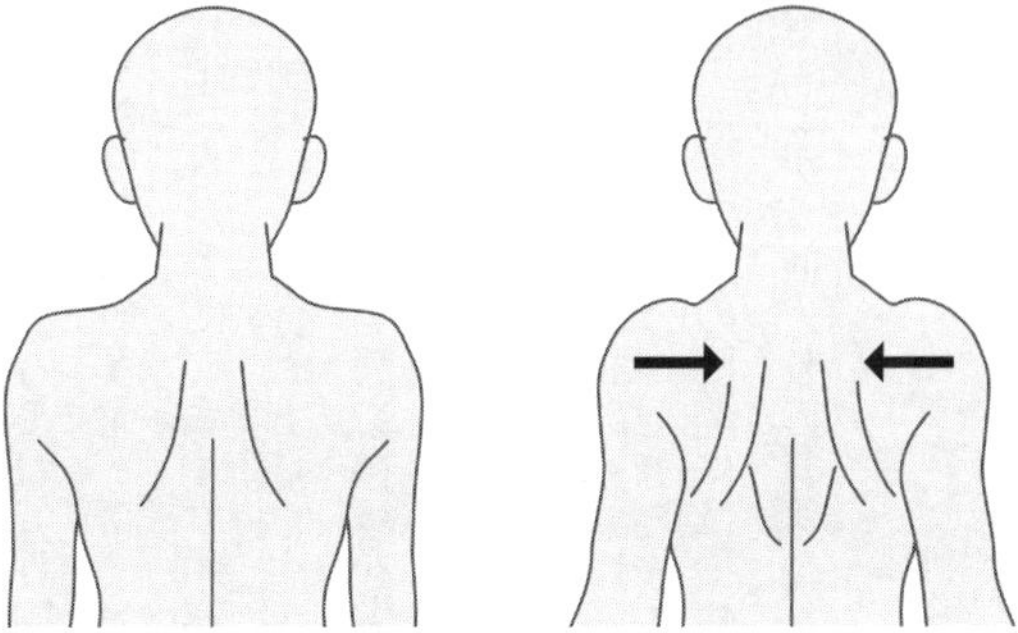

首を回すな、肩を回せ　【B、C、E】

肩がこると、よく、首を大きく左右に動かしたり、ぐるぐるこねくり回したりする方がいらっしゃいますが、あれはやめていただきたいと思います。

肩こりに悩む方は、多かれ少なかれ、首に負担がかかっています。中高年の方であれば、加齢により首の関節が少々劣化したり傷んでいる場合もあります。

そのような状態で、首をぐるぐる回したりすれば、**首の関節や神経を傷つけてしまう危険**があり、それがまた強い痛みやこりを生みだし、かえって首周辺の筋肉を緊張させ、いっそう硬くこわばらせてしまう恐れがあるのです。

こりや痛みなどを軽くするつもりが、かえって悪化させかねないわけです。

肩こりの原因は、僧帽筋の緊張による血行不良です。その解消には僧帽筋と不可分の関係にある**肩甲骨をたくさん動かしてあげる**ことが、何よりの対策になります。

ですから、回すなら、首ではなく、肩にしてください。

首を回すな、肩を回せ――。

そうおぼえるようにしましょう。

痛みや腫れがあるときはストレッチを控える　【A、B、E】

首が痛い、肩や背中に腫れがある――。

そんなときは、ストレッチを控えましょう。痛みや腫れがあるのに無理してストレッチをやると、かえって首の関節を傷めたり、患部の症状を悪化させる恐れが強いからです。

肩などに腫れがあるときは、まず腫れを取らないといけません。

患部を触ってみて、痛みをともなう盛り上がりがあったら、筋膜炎を起こしています。なるべく肩甲骨が下がらないような姿勢をとって――たとえば、腕を組むとかひじ掛けにひじを乗せるなどして――、僧帽筋の負担を軽くし、安静に努めるようにしましょう。

ストレッチは、そうやって痛みや腫れがひいてからです。

痛みや腫れがひどく、なかなかひかないときは、整形外科を訪ねるようにしましょう。

下がり鎖骨を治す【A、B、C】

本来、V字を描いているはずの鎖骨が、水平化してしまう下がり鎖骨の状態になっている場合は、それを本来の位置に戻す運動療法が必要になります。

具体的には、図表21のような運動を行ないます。

下がり鎖骨は、肩甲骨とつながっている鎖骨の外側が下がることで生じます。このためその改善には肩と鎖骨、肩甲骨を同時に動かす運動を行ないます。最初は少々痛いですが、コツをつかむと、だんだん気持ちよく取り組めるようになります。

下がり鎖骨は、手や腕にしびれなどを生じる「胸郭出口症候群」という病気を発症することがあります。鎖骨は肩甲骨とつながっていますから、鎖骨を見れば、肩甲骨の位置も確認できます。

鎖骨（肩甲骨）が下がっていないか——。

日頃から鎖骨（肩甲骨）の位置を確認するのを習慣にしてください。

[図表21] 下がり鎖骨を治すための運動療法

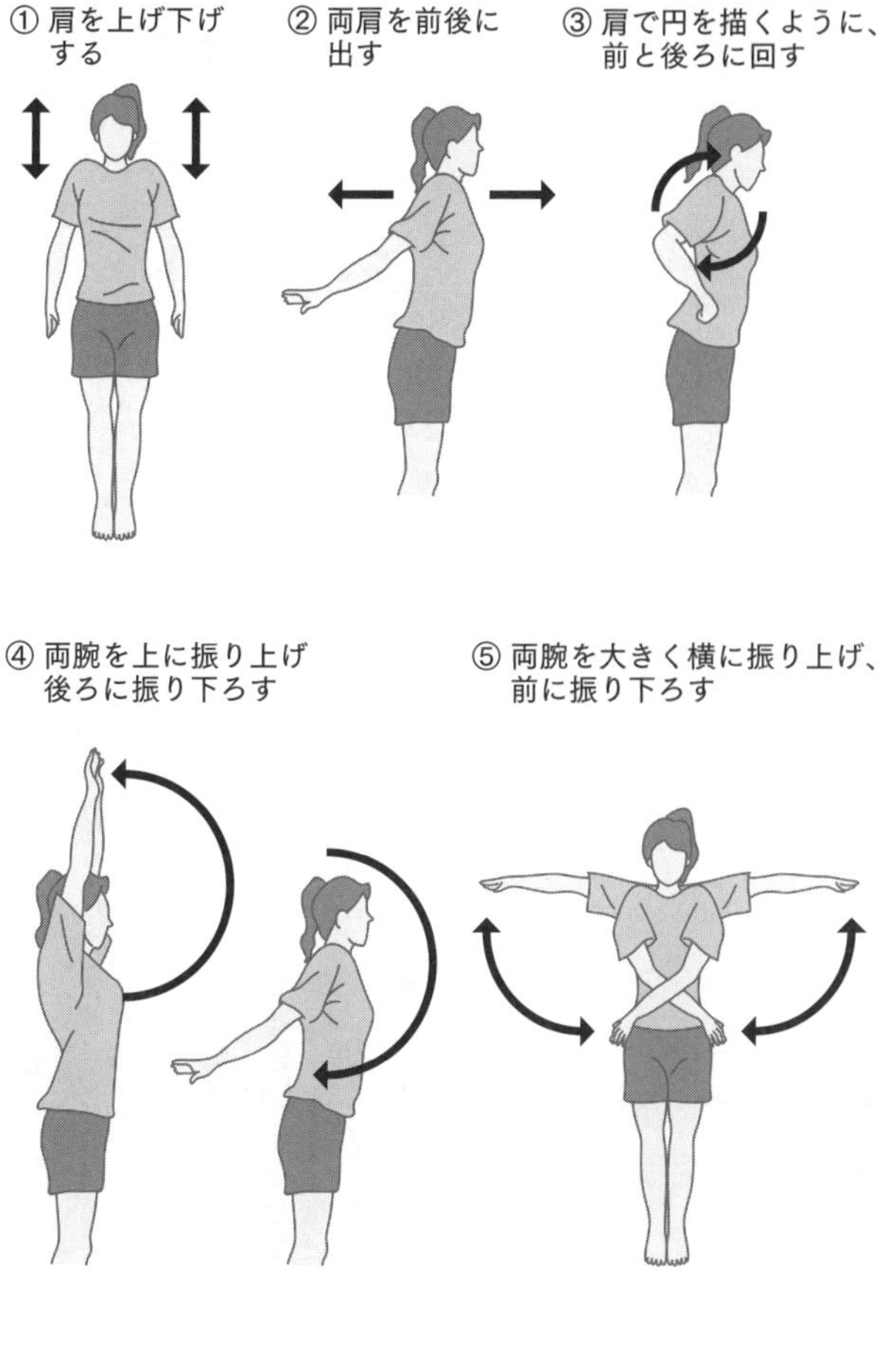
① 肩を上げ下げする
② 両肩を前後に出す
③ 肩で円を描くように、前と後ろに回す
④ 両腕を上に振り上げ後ろに振り下ろす
⑤ 両腕を大きく横に振り上げ、前に振り下ろす

五十肩は「肩を動かす」のが何よりの対策［A、B］

五十肩は肩こりとは違います。基本的に肩こりは僧帽筋のトラブルですが、五十肩は加齢にともなう肩関節のトラブルです。

ただし五十肩になり肩関節の動きが悪くなると、それをカバーするために僧帽筋の負担が増すため、五十肩も肩こりを引き起こしたり、悪化させる要因になります。

五十肩は、発症してすぐの急性期は、強い痛みがあります。無理に肩を動かさないようにして、安静に保つ必要があります。少し動かすだけでも痛いときは、三角巾《さんかくきん》で腕をつって肩を安定させるといいでしょう。我慢できないときは、整形外科を受診してください。

急性期を過ぎると痛みはやわらぎますが、肩関節が硬くなってしまうので、これをほぐして可動域を広げるために、図表22のような運動療法が必要になります。

五十肩は、肩関節の痛みを感じない範囲で、こまめに肩を動かすのが何よりの治療になります。

[図表22] 五十肩解消のストレッチ運動

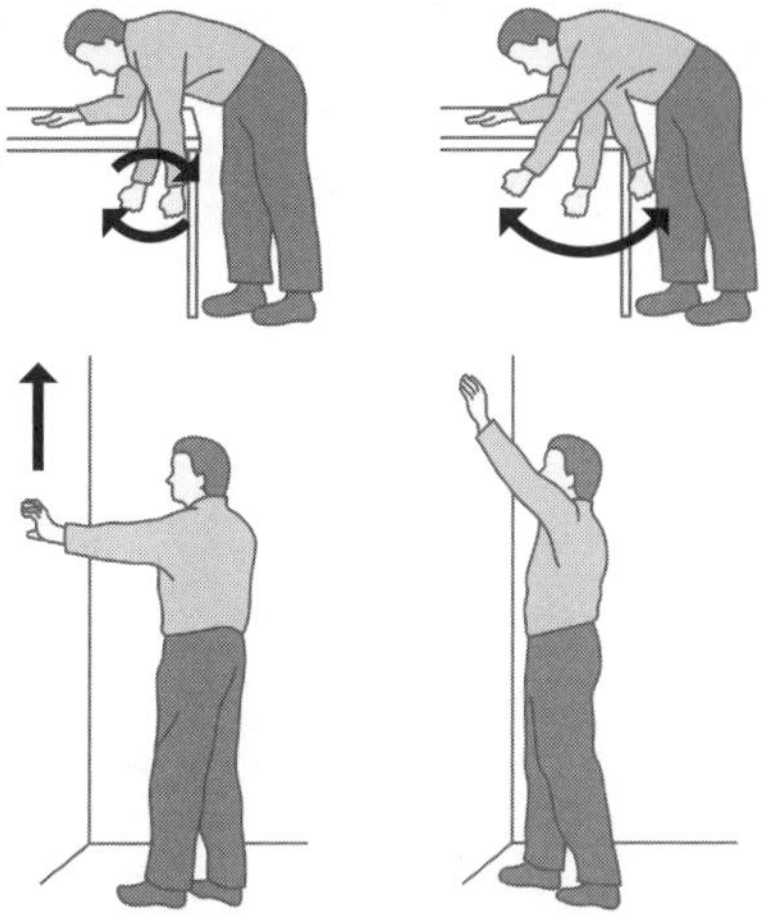

かがみながら腕を前後左右に動かしたり、壁伝いに指を動かして腕を少しずつ上げていきます。

[棒体操]

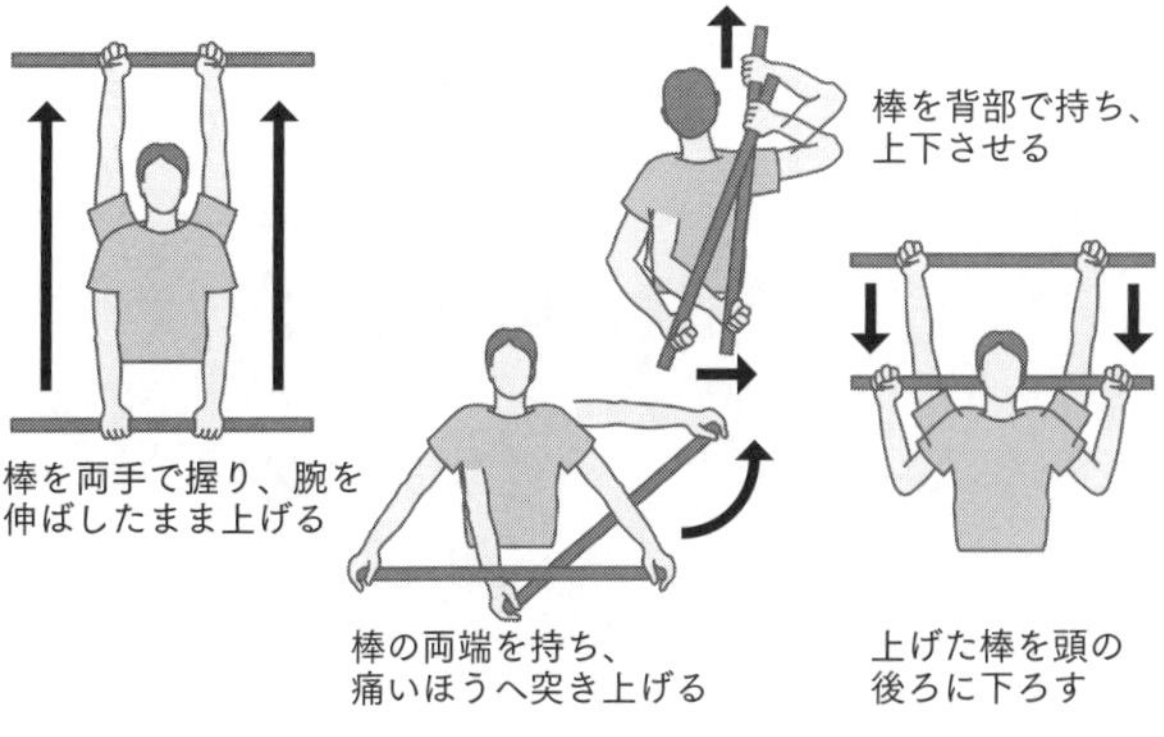

棒を背部で持ち、
上下させる
棒を両手で握り、腕を
伸ばしたまま上げる
棒の両端を持ち、
痛いほうへ突き上げる
上げた棒を頭の
後ろに下ろす

[エクササイズ]

肩こりの予防と改善には有酸素運動を [A、B]

肩こりの予防と改善には、肩甲骨を動かすストレッチとともに、水泳（水中ウォーキング）などの有酸素運動がたいへん効果のあることがわかっています。

肩こりの原因になる弱った筋肉を鍛えるだけでなく、猫背や首の前傾などのよくない姿勢を、背筋の伸びた、きれいで正しい姿勢に矯正する効果もあるからです。

お勧めなのは、

- 水泳
- 水中ウォーキング
- ウォーキング（早足の散歩）
- 太極拳
- エアロビクス

などです。

これらの運動のなかには、肩こり対策の基本である肩甲骨を動かす動きもふんだんに含まれます。たとえば、太極拳では、しばしば鎖骨と肩甲骨を動かすようにいいます。人間の体のどこを鍛えるのが健康にいいのか、長い歴史のなかで習得された知恵なのでしょう。

なかでも私たちがいちばん推奨しているのは、**誰でも手軽にできて効果の大きい水泳や水中ウォーキング**です。

泳ぐには息継ぎが必要ですから、自然と顔が上がります。またまっすぐ泳ぐには、水をかくとき左右の手や腕をバランスよく使わないといけません。そうでないとまっすぐ進めない。つまり泳ぐことが、そのまま姿勢の矯正や筋力のバランス訓練につながるのです。

水中ウォーキングも同じです。水の抵抗を受けながらまっすぐ歩くには、やはり左右のバランスが必要ですから、無意識のうちに姿勢の矯正や筋力バランスの調整ができます。

そこに理屈は必要ありません。プールで泳いだり、歩いたりすれば、誰でも自然と（あるいは勝手に）バランスのいい筋力や姿勢に修正されるのです。

水泳や水中ウォーキングは、肩こりだけでなく、腰痛対策としてもきわめて有効です。ぜひやってみてください。


バランスボールを使って筋力と姿勢を整える【A、B】

肩こりの予防や改善のために筋力や姿勢を整えるには**バランスボール**もたいへん有効です。ボールに座るだけで、体が真ん中にくるように、左右に行きすぎて落ちてしまわないように、**自然とバランスをとる**。その動きが姿勢や筋肉を整えてくれます。

患者さんのなかには、バランスボールを椅子代わりに利用して、ボールに座って本を読んだり、絵を描いたり、テレビを見たりしている方がいらっしゃいます。

かなりひどい肩こりと腰痛があったのですが、それを習慣にするようになってから、肩こりも腰痛もすっかりよくなったとおっしゃっていました。

[図表23] 肩こりに効く バランスボール・エクササイズ

Step 1　骨盤から腰に掛けてほぐす

[上下に動かす]

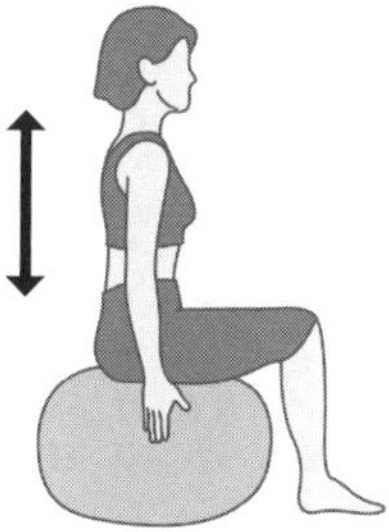

[左右に動かす]

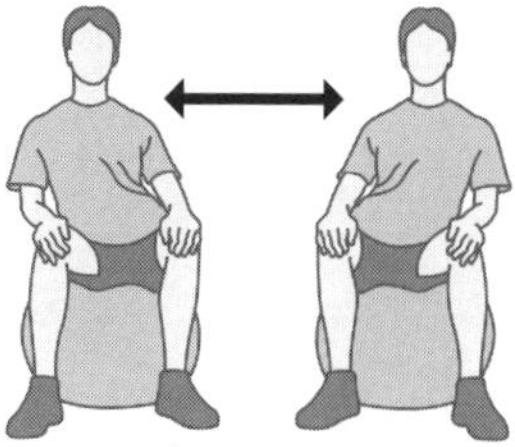

[前後に動かす]

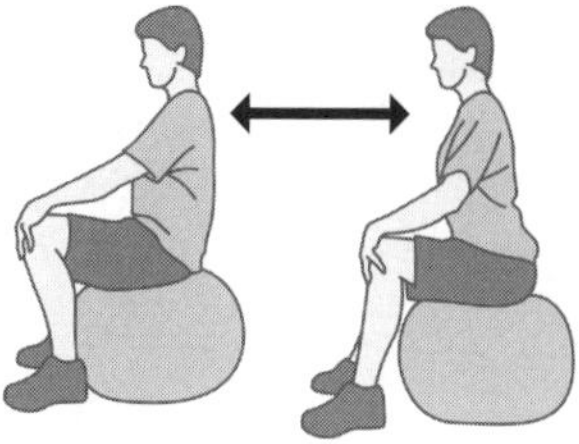

Step 2　背中をほぐす

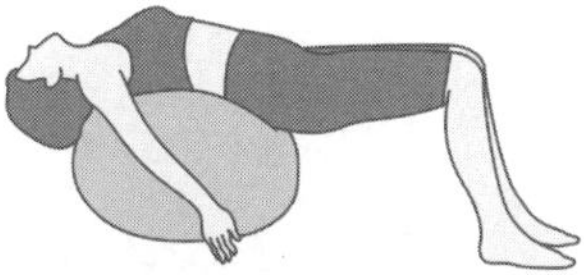

Step 3　最後に腕から肩甲骨をほぐす

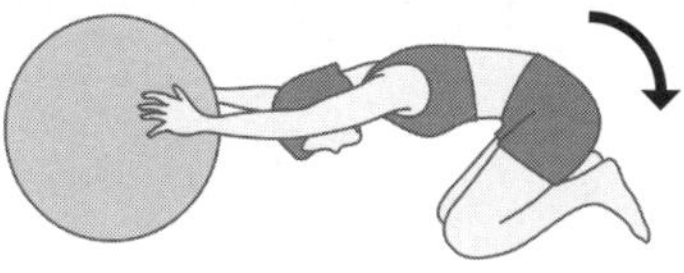

バランスボールには、図表23（209ページ）に示したように、ボールの上に座るだけでなく、ほかにも肩こりに有効なさまざまなエクササイズの方法があります。

バランスボールのエクササイズを効果的に行なうには、一度、フィットネスクラブなどのレッスンを受けるといいかもしれません。やり方の要領がわかりますし、バリエーションも広がります。そうすれば、飽きずに続けることができます。

バランスボールは、誰でも手軽にできます。水泳などと違って自宅でいつでも好きなときにできるのも大きな利点です。ウォーキングのように天候に左右されることもない。

肩こりに悩む方は、ぜひ一度やってみることをお勧めします。

更年期の肩こりは「週三日の運動」で乗り切る【A、B、D】

女性の肩こりには、更年期の不定愁訴の一つとして現われるものがあります。更年期の肩こりに悩む女性は、総じて運動をしていません。運動不足による筋力の低下や血行不良などが、肩こりを引き起こす一つの要因になっているのではないかと思われます。

ですから、更年期の肩こり対策では、運動を心がけることです。できれば、週に三日は汗をかくような運動をしましょう。水泳やウォーキングなどが手軽でいいと思います。

運動で汗をかけば、

・筋力アップ
・血行促進
・乱れた自律神経の調整

などのほか、不眠対策にもなります。

更年期の肩こりでは抑うつ傾向から寝つきの悪さや不眠に悩む方が少なくありません。その点、**適度な運動は、眠りに必要な心地よい疲労感を生みます。**

不眠対策、更年期対策としてもお勧めです。

なお女性には、生理の前の二～一〇日間（黄体期）になると肩がこる（あるいは悪化する）女性特有の肩こりがあります。月経前症候群（PMS：Premenstrual Syndrome）が引き起こす肩こりで、水泳やウォーキングなどの適度な運動はその対策としても有効です。

［その他］

市販の湿布を使う　【A、B】

市販の湿布は、昔から肩こり対策の定番としてよく使われてきました。

肩こりでは、肩がひどく痛んで腫れることがあります、このとき患部には筋膜炎といって筋肉を包んでいる**筋膜に炎症**が起きています。この場合は、まず腫れを取って血流をよくする**必要**があります。そうでないと痛みも引きません。

その点、市販の湿布は、消炎鎮痛剤などの成分を含みますから、筋膜の炎症を抑える効果が期待できます。腫れが引けば、痛みもおさまり、楽になります。

湿布にはパップ剤とテープ剤の二種類があります。

パップ剤は水分を多く含み、水の濡れを利用して粘着させるため、肌にやさしいのが特徴です。ただしその分、はがれやすいのが難点です。普通、湿布といった場合は、このパップ剤をいいます。

一方、テープ剤は粘着剤が配合されているため、はがれにくいのが特徴です。薬剤の浸透性や吸収性が高いほか、伸縮性があるのでテーピングの効果もあり、膝、腰、肩などよく動かす部位の痛みを抑えるのに有効です。

猫背の人などは、こりや痛みがひどいとき、正しい姿勢で首から肩、背中にかけてテープ剤を貼っておけば、姿勢が崩れるとテープ剤が引っ張られるので、「あっ、背中が丸まってきた」とすぐに気づいて、姿勢をリセットすることができます。

テープ剤は、粘着力が強い分、肌荒れを起こしやすいので、肌の弱い人などは使いにくいかもしれません。

ともに冷感タイプと温感タイプがありますが、効果に違いはありません。ひんやりするのがいいか、温かいほうがいいか、好みの使用感で選べばいいと思います。

テーピングを活用する【A、B】

肩こりの予防、改善にテーピングを利用している方は少なくありません。テーピングをすることでよい姿勢を保ち、僧帽筋の負担を減らす効果が期待できるからです。テーピングは、図表24のように、僧帽筋の方向に沿って**吊り上げるように貼る**のが基本です。そうすることで僧帽筋を休ませてあげることができます。

民間療法は玉石混交、評判をよく確かめる【E】

マッサージ、指圧、鍼灸《しんきゆう》、整体、カイロプラクティック、ヨガ……。肩こりの治療に民間の各種の治療院などを利用している方はたくさんいらっしゃいます。民間のこれらの治療院などのなかには、非常に優れた施術を行なうところもありますが、一方で技量に関して疑問を感じざるを得ないようなところもあります。

このため、いい先生に当たればたちまち治るけれど、悪い先生に当たってしまうといつまでたっても治らない、ということがしばしば起こります。

一言でいえば、玉石混交《ぎよくせきこんこう》で、技量の差がとても大きいのです。

[図表24] 肩こりのテーピング

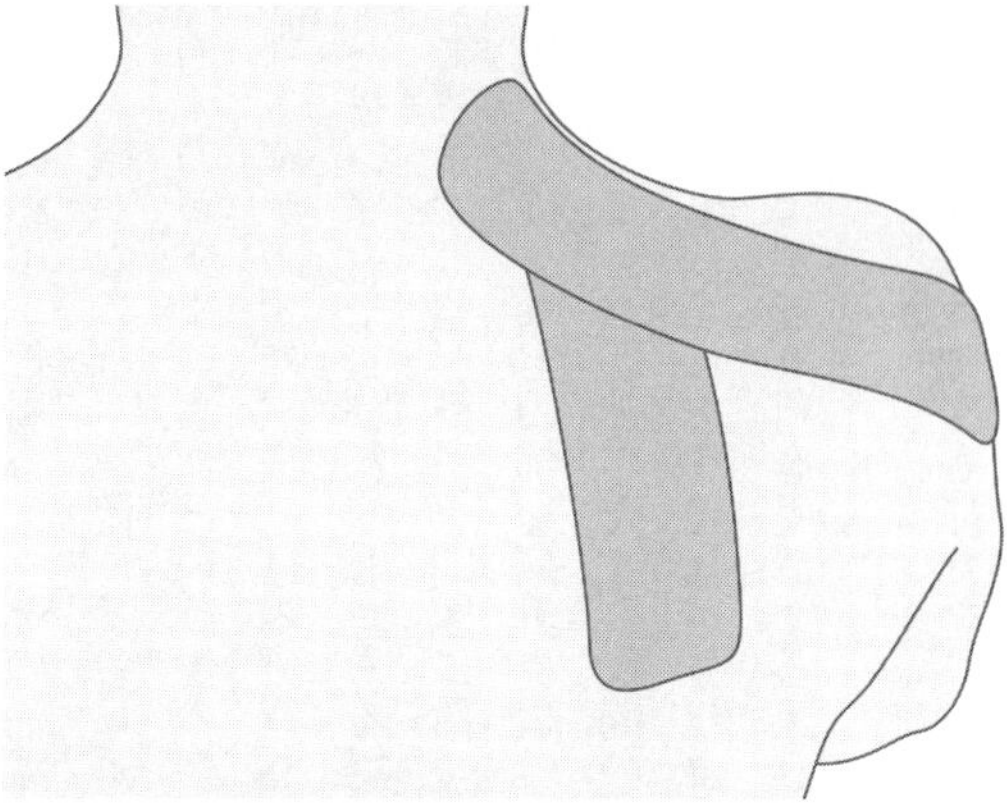

胸を張った姿勢で、僧帽筋に沿って２枚のテープを重ねるように貼ります。テープ剤の湿布も、同様に貼ると効果的です。

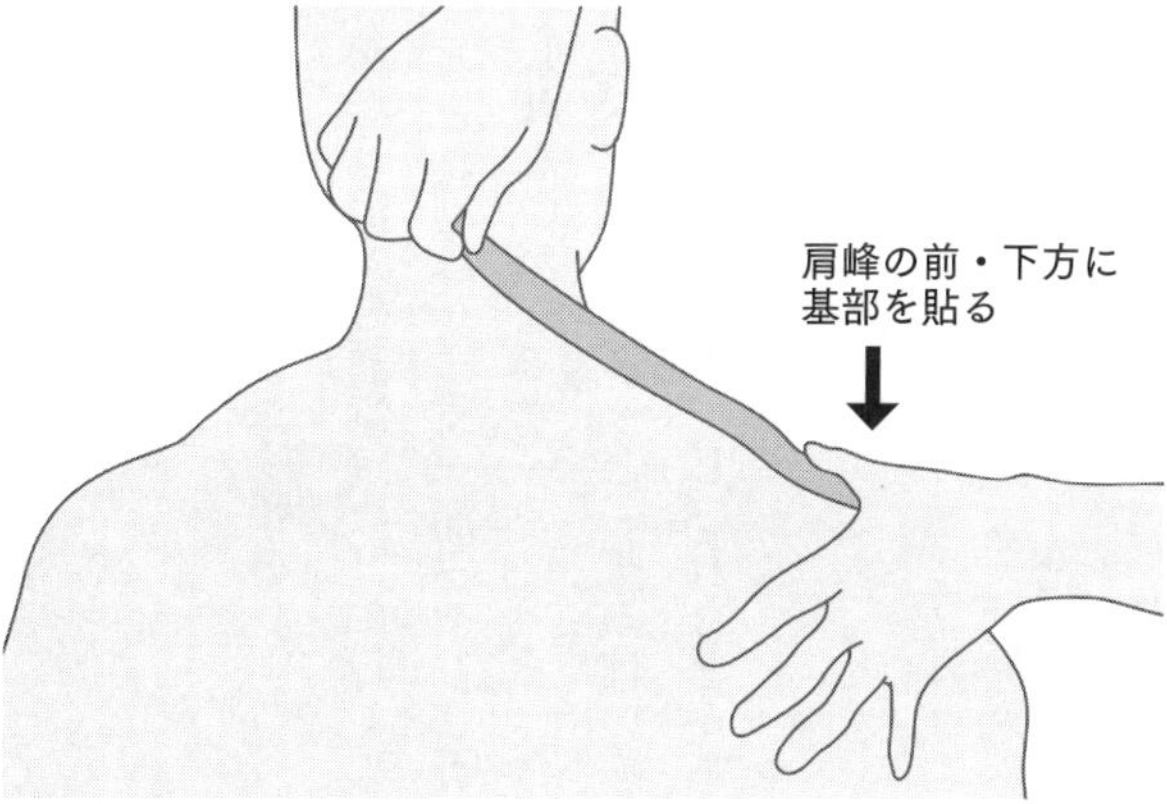

テープは、下がった鎖骨を上に持ち上げるように引っ張りながら貼ってください。

このため利用する場合は、その治療院などの評判を事前によく確認することです。いちばん確かなのは、実際にそこに通っている人の、「あそこの先生はいいよ」「肩こりを治すのがうまいよ」という生の声です。

評判も確かめずに、飛び込みで行くようなことは避けたほうが賢明です。

また強い痛みやしびれなどがある場合は、いきなり民間の治療院などに行くのではなくて、まずは整形外科専門医に診てもらうことをお勧めします。痛みやしびれなどの原因が、ガンなどの怖い病気によるものかもしれないからです。

もしそうであれば、いきなり民間の治療院などへ行ってしまうと、その怖い病気がどんどん悪化してしまう恐れがあります。ですから、強い痛みやしびれなどがある場合は、まずは整形外科を受診するようにしてください。

痛み止めの注射は何度も打たない【A】

「肩こりが痛くてかないません。先生、注射をお願いします」――。患者さんのなかには、よくそうおっしゃって痛み止めの注射を希望される方がいます。

お気持ちはよくわかるのですが、痛み止めの注射はあまり頻繁に打たないほうがいいと思います。というのも、痛み止めを同じ場所に何回も何回も打っていくうちに、そこの筋肉が筋線維化といって、どんどん硬く変性してしまう危険があるからです。毎週のように打っている人の筋肉は、針も刺さらないくらい、それこそ板のようにカチカチになっています。

痛いからといって患部に痛み止めの注射を繰り返し打てば、筋肉はどんどん硬くなり、血流はますます悪くなるばかりです。痛み止めの注射は、肩こりを根本的に治すものではなく、あくまで対症療法で、その場しのぎの付け焼刃にすぎません。

そのときは痛みを緩和してくれますが、結局は肩こりを悪化させるだけです。

痛み止めの注射に頼りすぎるのは危険です。くれぐれも注意しましょう。

あとがき

この本を企画したのは、二〇一二年に『頚椎診療のてびき』(丸善出版)という専門書を遠藤と三原が共著で出した時に始まります。

頚椎の専門書を書きながら気づいたのですが、内視鏡手術、インプラント脊椎手術などの手術方法や医療材料はどんどん進歩しているのに、肩こり、腰痛などの身近な疾患に関する研究成果が、社会に知られていません。一部の偏った肩こりの治療が紹介されることがあっても、肩こり全体の問題点を知る機会が少なかったと思います。腰痛の本や、一部の肩こりを紹介した本は散見されますが、肩こりを通じて、知らなければならない頚椎疾患にも触れて書かれている本となると探し出すのが大変です。

遠藤と三原は、日本脊椎脊髄病学会のアジアトラベリングフェローとしてベトナム、タイに滞在した時の縁で異国の地で知り合ったのが最初です。医師としての土壌がまったく異なるふたりの脊椎外科医でしたが、出会ってすぐに意気投合しました。ふたりの最大の共通点は、とにかく一日中脊椎の病気や治療法のことを考えていて、自分たちが患者さんのために何ができるかを探し求めている点であるように思います。

本書の執筆にあたり、専門書のようになることを避けて、わかりやすく解説するため、祥伝社の高田秀樹さん、ライターの坂本邦夫さんの協力を得ました。東京医大病院の会議室での話し合いは夜遅くになることもあり、まさに「肩がこる」共同作業でした。しばしば、自分たちの肩こりについて話が脱線することもありました。

この本で、ひとりでも多くの方々が肩こりの理解を深めて、どうしたらよいかという正しい対処法を見つけてもらえることができたら幸いです。

遠藤健司
三原久範

★読者のみなさまにお願い

この本をお読みになって、どんな感想をお持ちでしょうか。祥伝社のホームページから書評をお送りいただけたら、ありがたく存じます。今後の企画の参考にさせていただきます。また、次ページの原稿用紙を切り取り、左記まで郵送していただいても結構です。

お寄せいただいた書評は、ご了解のうえ新聞・雑誌などを通じて紹介させていただくこともあります。採用の場合は、特製図書カードを差しあげます。

なお、ご記入いただいたお名前、ご住所、ご連絡先等は、書評紹介の事前了解、謝礼のお届け以外の目的で利用することはありません。また、それらの情報を6カ月を越えて保管することもありません。

〒101−8701（お手紙は郵便番号だけで届きます）
祥伝社新書編集部
電話03（3265）2310
祥伝社ホームページ　http://www.shodensha.co.jp/bookreview/

★本書の購入動機（新聞名か雑誌名、あるいは○をつけてください）

＿＿＿＿新聞の広告を見て	＿＿＿＿誌の広告を見て	＿＿＿＿新聞の書評を見て	＿＿＿＿誌の書評を見て	書店で見かけて	知人のすすめで

★100字書評……本当は怖い肩こり

名前

住所

年齢

職業

遠藤健司　えんどう・けんじ

東京医科大学整形外科講師。1962年生まれ。1988年東京医科大学医学部卒業。1992年米国ロックフェラー大学に留学（神経生理学を専攻）。1995年東京医科大学茨城医療センター整形外科医長を経て、2007年より現職。

三原久範　みはら・ひさのり

横浜南共済病院脊椎脊髄センター長。1962年生まれ。1987年滋賀医科大学医学部卒業。1989年横浜市立大学医学部整形外科入局。1997～99年米国ウィスコンシン大学留学。2003年より現職。

本当《ほんとう》は怖《こわ》い肩《かた》こり

遠藤健司《えんどうけんじ》　三原久範《みはらひさのり》

2015年8月10日　初版第1刷発行

発行者……………竹内和芳
発行所……………祥伝社しょうでんしゃ
〒101-8701　東京都千代田区神田神保町3-3
電話　03(3265)2081(販売部)
電話　03(3265)2310(編集部)
電話　03(3265)3622(業務部)
ホームページ　http://www.shodensha.co.jp/

装丁者……………盛川和洋
印刷所……………堀内印刷
製本所……………ナショナル製本

Printed in Japan　ISBN978-4-396-11432-9　C0247